過食症短期入院治療プログラム

―精神科のスキルを生かして摂食障害治療に取り組もう―

編

西園マーハ文

著

特定医療法人群馬会群馬病院摂食障害治療チーム

星 和 書 店

Seiwa Shoten Publishers

2-5 Kamitakaido 1-Chome
Suginamiku Tokyo 168-0074, Japan

A Short-term Inpatient Treatment Program for Bulimia Nervosa : Developing skills for psychiatric practitioners

edited by

Aya Nishizono–Maher M.D., Ph.D

by

Gunma Hospital Eating Disorder Treatment Team

刊行にあたって

　この本は，精神科病院での摂食障害治療に関する考え方を示したものです。精神科医だけでなく，看護師，臨床心理士，精神保健福祉士，作業療法士，管理栄養士などがチームで関わっていますので，これらの職種の方にも役に立つ情報を心がけました。

　ここで紹介するのは，過食と排出行動主体で，あまり栄養状態が悪くない患者さん向けの4週間の入院治療です。併存精神疾患ではなく，「過食症状そのもの」を治療目的としています。

　この治療は，「教育入院」的な意味を持っています。糖尿病の治療などもそうですが，教育入院だけで病気が治るということはありませんし，教育入院を必要としない患者さんも少なくありません。しかし，人によっては，入院で，適切な食事や運動を経験し，管理栄養士とじっくり相談することで，その後の治療が全然違ってくるということもあります。摂食障害の治療もこれに似ています。日本の精神医療は，外来治療で一人一人になかなか時間がかけられず，どうしても治療が進まない方も多いのです。

　私たちの治療も，「入院中だけ過食が出ない」のではなく，入院によってその後の治療がうまくいくような治療を心がけ，6年が経過しました。一気に多くの患者さんが集中することがなかったこともあると思いますが，担当スタッフは「摂食障害だから診られない」という印象は持たずに治療を続けられていると思います。

　海外では，過食症の治療のスタンダードは外来での認知行動療法ですが，本格的な治療の前に，過食症について学んだり，症状を記録する「ガイデッドセルフヘルプ」という方法を試すことが勧められています（詳しくは本文をご覧ください）。私たちの治療では，「ガイデッドセルフヘルプ」の理論を取り入れ，患者さんが症状を記録するワークブックの指導を行い，心理教育も行っています。ガイデッドセルフヘルプは海外では外来で行うものですが，日本の現状を考え，これを入院で行うという形です。

　ほとんどの国では，摂食障害は精神科で治療すべき疾患になっていますが，日本では，摂食障害の治療が精神科領域に根付いているとは言えないのではないでしょうか。神経性やせ症の身体管理の難しさの印象が強いのだと思いますが，「うちでは診られません」と診療を断られる場合も多いのは残念なことです。受診先を探しているうちに悪化し，本人がますます拒否的になるということがしばしば起きています。この本で示した「ガイデッドセルフヘルプ」の考え方を，外来でも活用していただけたらと思いますし，また，開業医，大学の学生相談室の先生方，保健所の保健師の方には，近隣の精神科病院で短期間このような入院をしながら治療を継続するという連携法があると，対応しやすくなるのではないかと思います。ぜひよい形で取り入れていただければと思います。

　この治療チームの活動を，竹村紀夫特定医療法人群馬会会長，村山昌暢同理事長，濱田秀伯特定医療法人群馬会群馬病院名誉院長，相田信男同会副理事長／群馬病院名誉院長，野島照雄同院長，浅野道代同看護部長にご支援いただいていることに心から感謝いたします。すでに退職，異動された方もいらっしゃいますが，チームメンバーは変わりながらもチームが続き治療研究が進んでいることに感謝したいと思います。

　この本が多くの現場で活用されることを願っています。

西園マーハ文

※この本で紹介する治療研究と執筆は，群馬病院研究倫理委員会の承認と患者様の同意を得て行われました。治療研究については，白梅学園大学研究倫理委員会の承認も受けています。
※治療研究の一部は，厚生労働省精神・神経疾患研究開発費「心身症・摂食障害の研究ネットワーク拠点整備と治療プログラムの開発」（課題番号26-4）および白梅学園大学教育福祉研究センター研究助成金の援助を受けて行われました。

目　　次

摂食障害を精神科で
治療するために必要な
病理の理解・治療の理解

1. はじめに～摂食障害を精神科で治療する意味～

　摂食障害とは，神経性やせ症（拒食症），神経性過食症（過食症）など，食のコントロールに問題が生じる疾患です。食べない，食べ過ぎるという食行動だけが問題なのではなく，その背後には，さまざまな心理的な背景があります。自己価値観が非常に低かったり，体重次第で気分が変わったり，対人関係にいつも緊張感があるなどです。摂食障害の患者さんが多い欧米のほとんどの国では，摂食障害は，精神科が担当する疾患となっています。もちろん，栄養補給や身体合併症の治療など内科的対応が必要な患者さんも多いのですが，上記のような心理の問題や，うつ病や強迫性障害，境界性パーソナリティ障害などの併存が珍しくないことを考えれば，精神科の関わりは当然だと思います。しかし，残念ながら，日本の精神科の医療現場では，「摂食障害は苦手」ということがまだ少なくないようです。

　患者さんの多さを考えると，これは憂慮すべき事態です。「苦手」の理由を聞くと，表1のようにいろいろです。ここに挙げたのは，外来，入院それぞれの難しさについて，私がこれまで耳にした項目です。確かに精神科では，状態が急変しかねない低栄養状態の患者さんを治療するのは難しい面があります。また，患者さん本人は治療の意志がなく，本人と母親の言い分が違うような場合に，忙しい外来では，時間を取って解決の道を探

表1　なぜ摂食障害は精神科で敬遠されがちなのか

1．低栄養状態が深刻な人には対応できない（外来，入院）
2．家族への対応など，薬物療法以外の部分が必要なのはわかるが，時間的，技術的に提供するのが難しい（外来）
3．体重を操作したり，食物を捨てたり，食べていないのに食べたと言う等の「嘘」があると対応しにくい（外来，入院）
4．言語化が難しかったり，本当のことを言っているか確認したりしなくてはいけないので，面接に時間がかかる（外来）
5．薬物療法の効果がはっきりしない（外来，入院）
6．やせを追及する態度にどうしても共感できない（外来，入院）
7．こちらが言った何気ない一言で傷ついたり怒ったりしそうで，対応する時に緊張する（外来，入院）
8．治療動機に乏しい人には対応しにくい（外来，入院）
9．万引きなど，病棟で他患に迷惑をかけるような問題を起こすのではないかと心配（入院）

すのも難しいものです。

　では，栄養状態がさほど悪くないレベルの拒食症や過食症の患者さんの治療はどうでしょうか？　これらの患者さんは，精神科でも十分対応可能なはずです。また，過食を何とかしたいと自ら強く思っている患者さんだったらどうでしょうか？　極度な低体重ではなく，治療動機がある患者さんだったら，精神科でも治療できる感じがしませんか？

　この本で紹介する治療は，患者さんは多いのに治療者や治療機関が少ない日本において，今既に存在する精神科の治療資源を活用して摂食障害を治療できないかという試みです。冷静に考えてみれば，膨大な数の摂食障害患者さんの中で，「精神科では診られません」というほど重度の低栄養状態の患者さんはごく一部のはずです。重症にならなくては病院にたどり着かないことも多いので，とても精神科では診られない低体重例を立て続けに紹介されて困ってしまったというような経験もあるかもしれません。しかし，軽度の状態であれば身体の状態はあまり悪くないわけなので，むしろ積極的に精神科を活用していただくのが望ましいと言えます。身体の状態が悪くないのに「診られません」とお断りするケース，つまり表1の

1．に挙げた身体の条件以外の部分をできるだけなくしたいという願いからできたのがこの本です。後で「ガイデッドセルフヘルプ」という考え方を紹介しますが，患者さんの自助努力を援助，指導するこの方法では，指導者は摂食障害を特に専門としなくても，医師，看護師，臨床心理士，ソーシャルワーカーなどの対人援助職ならば指導できるとされています。特別の専門家でなくても，患者さんの役に立てる場面はたくさんあるのです。

　精神科の中で，摂食障害を積極的に診る病院が少ないことは，患者さんに大きな不自由をおかけしています。それだけではなく，摂食障害の治療を精神医療の枠組みの中でとらえる機会が少ないと，「精神科のスキルを使えば，摂食障害の患者さんを他の精神疾患の患者さんと同じように援助できる部分もたくさんある」という面まで見えにくくなっているのです。精神医療の場には，精神科看護師，精神保健福祉士，作業療法士をはじめ，多くの職種の人々が働いています。精神科看護師の方々は，精神科救急で対応する急性期の疾患，例えば統合失調症の患者さんたちの「ポスト救急」の仕事の中で，再発予防のための心理教育や家族援助の仕事を積極的に行っています。精神保健福祉士の方々は，社会復帰や就労援助に大きな力を発揮しています。作業療法士の方々は，さまざまな作業を通じて，言葉を介した治療では及ばない領域での援助を行っています。これらを摂食障害の治療に生かさない手はありません。

　これまで日本の摂食障害の治療は，大学病院を中心とする総合病院でなされてきました。思春期の拒食症が中心の場合は，とにかく身体を治すのが第一の治療目標で，身体を治せば学校に復帰でき，学校にきちんと通えることが社会復帰でした。しかし，患者さんの年齢が広がり，慢性例も増えている今，違った視点が必要になっています。生活の自立の支援，再発防止，居場所の提供などなしに摂食障害を語ることはできません。この本では，まず精神医療の中で摂食障害を治療する出発点として，私たちグループが実践している精神科病院での過食症の短期入院治療について解説しますが，摂食障害を精神科で治療する際，選択肢はこれだけではありませ

ん。将来的には，統合失調症と同じく，地域での援助がもっと充実することが期待されます。この本では，精神科で治療をする第一歩として，多くの職種のスキルが集約する場所として，入院の場での治療のモデルをお示ししたいと思います。

表2に，精神科が摂食障害の治療に取り組むとこのようなメリットがあるだろうということを挙げました。これは，海外ではこのような文脈で治療が行われているということも示します。このような治療の「背景」については，それぞれの国では当たり前のことで，海外の論文を読んでも詳しく書き込まれているとは限りませんが，このような背景があって，その上に個々の○○療法というものがあるということは頭に入れておくべきでしょう。

表2の内容について若干解説します。まず精神科，特に単科の精神科病院では，多職種で治療が行われているというのは大きな特徴です。総合病

表2　精神医療の枠組みで摂食障害を診療するメリット〜精神科だからこそ〜

1．多職種が治療に関わっている。医師，看護師，臨床心理士，管理栄養士など総合病院勤務の職種以外に，精神保健福祉士，作業療法士など社会復帰に関わる職種の援助が受けられる
2．統合失調症などの治療経験から，社会復帰を目指した治療を展開できる。社会復帰には，さまざまな要素があることに対する理解と経験がある
3．統合失調症などの治療経験から，長い経過の対象については，「完治」よりも，再発予防を目指すことが望ましいこと，またそれには本人の心理教育が重要であることに対する理解と経験がある
4．統合失調症などの治療経験から，同じ疾患であっても，「救急治療」ですべてが解決するわけではなく，ポスト救急の治療が重要ということについての経験がある
5．入院は治療のごく一部であり，地域生活をしながらの援助が重要だということについての理解と経験がある
6．統合失調症などの治療経験から，「幻覚・妄想」など，その疾患に典型的な症状だけでなく，対人緊張などが社会適応に影響することに対する理解と経験がある
7．統合失調症などの治療経験から，社会復帰援助は薬物療法だけではなく，デイケア等の心理社会的な働きかけが重要であることの理解と経験がある
8．統合失調症などの治療経験から，家族は病因ではないこと，しかし，経過には影響を与える可能性があるため家族への心理教育が重要であること，また，家族の負担にも配慮するべきことに対する理解と経験がある

院では，作業療法などは受けにくい場合が多いのではないかと思います。

　精神科病院で治療する最も一般的な疾患は統合失調症ですが，統合失調症の治療は，ここ数十年間，大きな進歩がありました。よく知られている通り，長期に入院させるのではなく，できるだけ地域で生活しながら社会復帰を目指すようになってきました。

　精神科では，統合失調症の治療経験から，幻覚や妄想などの「教科書的」な症状を軽減するだけでは必ずしも社会復帰に結びつかないということについて，理解と経験があるのではないかと思います。摂食障害の目印のような症状である「低体重」を治すのは，統合失調症の治療で言えば幻覚妄想を治すようなもので，この症状が軽快するのは望ましいことですが，それだけでは社会復帰に結びつくとは限りません。

　統合失調症では，薬物療法を続けることが非常に大事ですが，そのためには本人の病気や治療に関する理解が欠かせません。薬物が効くことがわかっていても，本人が服薬の必要性を理解していなければ，せっかくの効果は発揮されません。この考え方は，摂食障害の治療にも当てはまります。入院してチューブ栄養等で体重が増えたり，過食嘔吐が減っても，「このよい状態を続けるにはどうしたらよいか」ということを考えない限り，症状はまた再発してしまいます。「再発サインに自分で気付けるようになる」など，統合失調症で使用されているスキルは摂食障害にも援用できると思います。

　低体重の患者さんの体重を増やす治療の場合は，ある程度，どのような患者さんにも一律な「○kgの場合はこうする」という治療が可能です。病棟に複数の摂食障害患者さんがいて，一人一人の治療目標が担当主治医によって異なるような場合，患者さん同士の競争が激しくなって病棟が混乱することも稀ではありませんから，この混乱を防ぐためにはマニュアルの使用が役に立つ部分はあります。しかし，このような治療において，その個人がどのように治療を受け止めているのかは忘れないようにする必要があります。特に，退院後の再発防止については，退院後の生活はそれぞれ

異なるので，個別の話し合いが必要です。再発のサインが，個人によって異なるのは統合失調症の場合と同じです。再発防止については，集団に対する一律対応だけではなく，個別の話し合いも必要です。この辺も精神科臨床のセンスを生かせるのではないでしょうか。

　入院というのは，最も治療費や人手がかかり，また，あまりに長い入院は社会復帰に結びつきにくいことから，統合失調症では，入院はできるだけ短期にと考えられるようになっています。もちろん，入院日数の短縮は，デイケア，作業所，保健センターの援助，精神保健福祉手帳など地域での援助の充実があってこそです。このような統合失調症の歴史を見れば，摂食障害についても，地域で支える治療資源が充実すれば，大分治療の選択肢が広がるように思われます。

　海外では，摂食障害についても，他の精神疾患と同じく，理想的には外来で治療すべき疾患だと考えられ，入院だけで治す疾患とは考えられていません。入院は，特別の場合ということになりますが，日本より摂食障害専門施設が多いとはいえ，入院できる病床がいつもあいているとは限らず，限られた病床を誰に提供するかは大きな問題です。医学・生物学的には，極度の低栄養など，生命の危機にある病状が重い方に提供するのが適切です。しかし，重症の方は治療期間が長くなるので，いつも重症者が病床を使い，他の患者さんに病床が回らないことになります。また，重症の方の中には，既に同じ治療を何回も受けたのにそれを生かせていない場合があり，回復のチャンスがある方に病床を使っていただくべきではないかという医学・社会学的意見が出ることもあります。摂食障害の治療を入院病床の提供と考えると，「慢性重症者」と「治療すれば治る可能性が高い初発者」のどちらを優先するかという治療倫理のジレンマから逃れられません。重症の方を地域でゆるやかにサポートするシステムや，入院だけでなく治療が提供できるよう，一般医も含めた治療のレベルの向上が重要になります。

　このような背景から，海外では，神経性やせ症も限られたケースしか入

院になりませんが，神経性過食症はさらに外来治療が基本だと考えられています。イタリアのある病院では本格的な認知行動療法を3ヵ月程度入院して実施するという特殊な方法も試みられていますが，かなり人手の必要な治療であり，一つの実験的な試みだと考えてよいと思います。

　では，この本で紹介する短期の入院治療にはどのような意味があるのでしょうか。ここで紹介する治療は，日本の外来治療では十分体験できない，多職種治療を短期間に集中体験する「教育入院」的な要素を持っています。つまり，海外であれば外来でできることが，日本の外来では提供しにくいため，短期入院を活用して，本人や家族の疾患への理解を深め，治療への動機付けを高めようという試みなのです。表3は，摂食障害が多い先進国の医療の中で，外来治療で体験できることを示しています。入院は高額で，外来治療が奨励される分，外来でかなりのことができるのがわかります。これだけのことができれば，身体があまり悪くない神経性過食症は基本的に外来で治療するというのは，うなずける治療方針です。

　神経性過食症の治療効果のエビデンスとしては，認知行動療法や対人関係療法の効果が知られています。日本でも今後，これらの治療が普及するとよいと思いますが，認知行動療法でなければ治療できないとか，認知行動療法以外は試す価値がないというわけではありません。本格的な認知行

表3　海外の「外来治療」が提供すること

1. まとまった診察時間
2. 精神科医の面接・薬物療法
3. 臨床心理士の面接
4. 家族療法家の面接
5. 栄養士の面接
6. 認知行動療法などのより専門的な治療
7. デイケアへの導入・デイケア患者の定期診察
＜さらに，地域医療をベースとする医療制度（イギリスなど）の場合＞
1. 看護師や作業療法士等の家庭訪問
2. 家族の食事マネージメントの指導
3. 治療中断歴がある患者の治療遵守確認

動療法ではなくても，認知行動療法の考え方やスキルを生かした，少し簡単なガイデッドセルフヘルプ方法でも効果があるというエビデンスもあります。英国の NICE ガイドラインでは，ガイデッドセルフヘルプを治療の初期の対応として勧めています。海外の治療効果研究では，積極的な治療のない「比較対照群」として，「認知行動療法の要素のない週１回 50 分の面接」などを用いていますが，日本の外来では，この「対照群」レベルの面接も確保できないのが現実ではないでしょうか。短期の入院を活用して，さまざまな治療者との面談の場を増やし，ガイデッドセルフヘルプ的な援助を行うのがこの入院治療の一つの目的です。海外では外来で実施できる表３の内容を入院で実施する試みとも言えます。

　また，短期でも入院生活を送ることのもう一つの意義として，規則正しい生活を提供できるということもあります。自宅では，昼夜逆転や無秩序な食行動をどうしても修正できないケースに，睡眠と規則正しい食事を経験してもらうことは，コントロール感を取り戻し，治療に前向きになるのを助けます。

　この入院のもう一つの特徴は，入院期間が決まっているということです。治療目標として，神経性やせ症の場合は，「○kg になったら退院」というような設定をすることが多いと思いますが，このような設定では，到達するまでに長い時間がかかることが少なくありません。また，退院のための体重の数値だけをクリアするために水を飲むなどの問題行動が生じます。治療期間が長くなるとこのような問題行動も起きやすく，目標達成まであと 1kg というところで，治療関係が悪くなったり延々と退院が伸びたりしがちです。

　この本で示す入院治療は，最初から入院は４週間と決めています。後で述べるように，体重等の安定は，２〜３週間でも見られるので，この期間は４週間より短くてもよいかもしれません。退院日が決まった入院生活の中では，時間を有効に使おうという気持ちになる患者さんが多いようです。過食嘔吐のコントロールのための入院で，体重だけが目標になることはあ

まりないため，体重の操作などもあまりありません。入院生活では，過食嘔吐のない生活をしながら，症状の成り立ちを考え，今後症状をどうコントロールしているか向き合うことなどが治療目標となります。「入院中は過食嘔吐をしない」ことだけが目標ではないこと，また，逆に，短期の入院で「摂食障害を根本的に治す」というような大きな目標は達成しにくいことを，患者さん本人にも家族にもよく理解していただいて入院生活を始めます。短期入院をその後の治療に生かすには，ただ入院させてその間だけ過食嘔吐がないというだけでは不十分です。各病院の歴史の中で培ってきた多職種援助を存分に発揮し，さまざまな工夫をしながら，治療に前向きになって退院していただくことを目指したいものです。これは，統合失調症の患者さんに，入院中にさまざまな薬物療法を行って幻覚妄想を軽減させ，そのまま退院させるだけでは再発の危険があるのと同じ意味です。どういうきっかけで悪化するのか，よい状態を保つにはどうすればよいのかを考えていく入院を心がけます。

　私たちのプログラムは，気分障害や神経症の患者さんが多い病棟のストレスケアエリアに，神経性過食症の患者さんが 1 名，あるいは 2 名入院という環境での治療です。この点も海外の専門施設とは少し異なります。神経性やせ症の患者さんが多数入院している病棟とは異なり，体重による行動療法が細かく定められているわけではありません。患者さん同士の競争も病棟ではあまり起きません。このような環境ですので，日々の生活の基本的なルールは決まっているものの，患者さん個人のニーズを配慮する治療ができているのではないかと思います。

　私たちのプログラムでは，神経性過食症の患者さんの治療を実施してきましたが，中には，体重が低体重傾向で，診断基準を厳密に当てはめると，神経性やせ症の過食・排出型に当てはまる方もいらっしゃいます。このような事例の経験を通して，以前だったら「精神科病院ではとても無理」と思っていたレベルの神経性やせ症の患者さんの治療もある程度実施できるようになりました。神経性やせ症の患者さんの治療に慣れていない病棟の

場合，身体的に安定した神経性過食症の入院から経験するというのはとてもよい方法だと思います。私たちのチームも最初からそのような計画で治療してきたわけではありませんが，過食症に慣れると，やせ症も治療できるようになっていた，という展開でした。神経性過食症では，併存するうつ状態や自殺企図への対応を精神科に任されることがあると思いますが，その場合，過食症状にはあまり触れないことが多いのではないかと思います。むしろ，「過食症の症状そのもの」にしっかり取り組むという体験を重ねれば，他のタイプの摂食障害にも対応できるようになると思います。入院という枠があれば，神経性過食症の過食症状そのものに取り組むのは外来よりも容易な面が多いのです。

2. 精神医学の立場からの症状解説

　摂食障害の症状とはどのようなものかについては，既にさまざまな書籍が出版されています。ここでは，精神医学の視点から，身体の状態だけでなく，社会復帰に症状がどのように影響するかなどを考えながら，摂食障害の症状を見直してみます。

（1）摂食障害とは

　摂食障害には，他の精神疾患と同じく，診断基準があります。さまざまな職種の間で摂食障害の病理を共有する一つの方法として，まず，診断基準について紹介します。しかし，診断基準に挙げられているのは，摂食障害の多彩な症状のごく一部ですから，診断基準以外の症状についても解説します。私たちのプログラムでは，過食嘔吐を主体とする神経性過食症を主に治療対象としますが，神経性やせ症の病歴が長い方も少なくなく，また，過食があっても嘔吐が激しく体重が低い場合は，神経性やせ症の分類になるので，神経性やせ症についても解説します。上で述べたように，神経性やせ症への対応を行うこともあると思いますので，基本的な症状を理解しておくことは重要です。

（2）神経性やせ症

1. 診断基準

　診断基準には，当然ながら，低体重が挙げられます。どの程度の低体重になると神経性やせ症（神経性無食欲症）という診断が下されるのかについては診断基準によって異なっています。例えば，アメリカ精神医学会の診断基準 DSM の第 4 版（DSM-Ⅳ）では，期待される体重の 85％より低

いという基準が例として挙げられていました。しかし，2014年に改訂された DSM 第 5 版（DSM-5）では，「何%以下」という数値の基準は示されていません。また，DSM-IV までは，女性では，「3 ヵ月連続する無月経」が診断基準に入っていましたが，DSM-5 では，この項目もなくなっています。確かに，かなり体重が減って月経が不規則な状態が続いていても，3 ヵ月連続して無月経ではない場合もあります。DSM-5 では，正常体重の下限を下回る体重という表現ですから，臨床的な判断が重視されているとも言えます。

　他には，「肥満恐怖」の項目と，「自分の体重または体型の体験の仕方における障害」という 2 つの項目があります。前者は，体重が低いにも関わらず体重増加に対して強い恐怖があるというものですが，DSM-5 では，「体重増加を妨げる持続した行動がある」という説明も加わっています。「もっと太らなきゃと思っている」と本人が言ってはいても，過活動で体重が低体重のままにとどまるような場合は珍しくありませんが，このようなケースのことを指しています。

　「自分の体重または体型の体験の仕方における障害」としては，自己評価に対する体重や体型の不相応な影響，または，現在の低体重の深刻さに対する認識の持続的欠如というもので，これは，DSM-IV と同じです。これについては，「否認」（P.15）の項で詳しく述べます。

　このように，診断基準というのは，「多くの人が診断に同意するのに必要な最低限の症状の集まり」です。摂食障害など，グレーゾーンが大きい疾患では，「私の治療で，摂食障害が治りました」と言っても，人によって定義がまちまちではその効果がわからないので，治療研究などにおいては，診断基準は役に立ちます。また，アメリカなどのように，診断基準を満たすかどうかで保険会社の支払いが変わってくるような場合は，診断基準はとても重要です。しかし，診断基準は摂食障害のすべての症状を網羅しているわけではありません。摂食障害の患者さんの多くは，不安や抑うつ感を抱えており，臨床的にはこれらに対処することはとても大切ですが，

これらの「一般的」な症状は，他の疾患と摂食障害の鑑別には使えないので診断基準に挙げられていません。臨床上は，診断基準以外の面にも注意を払うことが大事です。

　DSM-5 では，拒食，節食だけのものを「摂食制限型の神経性やせ症」とし，過食嘔吐があって体重が低下しているものを「過食・排出型の神経性やせ症」としています。摂食制限型神経性やせ症の時期があって神経性過食症となり，その後過食と嘔吐のバランスによって，体重が低い時期もあると言う患者さんはしばしば見られます。SECTION 2 の事例でお示しする A さんも B さんもそうです。このようなケースの診断の問題については下記の④でも示します。

2. 典型的な「拒食症イメージ」には当てはまらないが，神経性やせ症として対応することが必要な場合

①病前が過体重の場合

　元の体重が過体重の場合，かなりの体重減少があっても，身長から期待される体重としては正常範囲ということがあります。しかし，たとえば，95kg だった人が短期間に 60kg になったとしたら，かなり極端な体重減少行動を取っているので，神経性やせ症と同じように対応する方がよい場合が多いと思います。もちろん，「元々体重が多め」というのが過食によることもあり，そうすると，神経性過食症や過食性障害という診断も考える必要があります。よく病歴を聞き，どういう行動によって体重が上下しているかを知る必要があります。このタイプは，DSM-5 では，「他の特定される摂食障害」の中の非定型神経性やせ症に分類します。

　②年齢

　小学生から中学生にかけては，「やせる」というより，「身長が伸びない」のが大きな症状です。成長曲線を描いて，成長期なのに成長が停滞していないかどうか確認します。

③性別

　男性の場合は月経不順という指標がないので，本人も医療者も低体重の深刻さに気付かず診断が遅れる場合があります。女性患者さんの体重の数値に慣れていると，男性ケースの「43kg」等の体重を見ると，「まだ大丈夫」な体重に見えてしまうこともあります。以前の体重を聞き，どれくらい変化しているかを判断します。

④やせ願望をはっきり言わないケース

　やせ願望をはっきり言わない患者さんが時々いらっしゃいます。「食べたいんだけど，食べると胃腸の調子が悪くなるから食べられない」というような訴えの場合は，神経性やせ症とは別の身体表現性障害ではないかと診断されていることもあるようです。「太らなくてはいけないと本当に思っているんだけど，食べる時間がない」「寮の食事が口に合わない」などの訴えもあります。「時間がない」「食事が口に合わない」は，神経性やせ症でなくてもあり得る症状ですが，このような理由であっても，相当な体重減少の後，体重が増える兆しが全くなく，周囲から見ると，むしろ低い体重に留まろうとしているようにしか見えない場合は，神経性やせ症として援助をした方がよいと思います。（→否認［次頁で解説］）

3. 診断名にこだわらない方がよい状況〜長い経過の場合，回復途上の場合〜

　長い経過中に体重の上下が激しいケースは珍しくありません。DSM-Ⅳでも，DSM-5 でも，過食嘔吐があっても体重が低ければ，神経性やせ症（神経性無食欲症）の過食・排出型（むちゃ食い排出型）という分類になり，大きな分類でいうと，食事を控える摂食制限型神経性やせ症と同じカテゴリーに入ります。DSM-Ⅳでは，過食嘔吐が主な症状の患者さんの場合，期待される体重の 84％か 85％かというようなところで，神経性無食欲症のむちゃ食い排出型とするか，神経性大食症とするか迷う場面がしばしばありました。DSM-5 では，数値だけでは判断しませんが，経過中の病状の変化を体重だけで診ていると，神経性やせ症なのか，神経性過食症

なのか，決めにくいケースがしばしばあります。

　イギリスで摂食障害を対象とした認知行動療法を実践し，多くの研究成果を発表している Fairburn は，「トランスダイアグノスティック」（transdiagnositic）という言葉を使っています。トランスとは「超える」，ダイアグノスティックとは，「診断」という意味です。認知行動療法においては，神経性やせ症，神経性過食症というような体重の違いによる診断の違いはあまり意味がなく，やせ願望や自己評価の低さなどの，共通する心理的問題に取り組む必要があるとされています。このことを Fairburn は「トランスダイアグノスティック」（診断区分を超える，診断にこだわらない）という言葉で表しています。日本では，「DSM の項目に一つ欠けるから医療保険がおりない」というような事態は少ないので，体重の違いで治療方針が大きく変わることは少ないと思いますが，体重だけではなく，心理面にも注目して安定した治療を提供したいものです。

4. 3つの診断基準以外の症状で知っておくべきこと

①否認

　「現在の低体重の深刻さに対する認識の持続的欠如」という項目は，3つの診断項目の中に入っていますが，神経性やせ症では，これ以外にもさまざまな「否認」の現象が見られますので，ここで解説します。

　「否認」（denial）というのは，精神分析などの領域でよく使われてきた言葉で，精神医学の中では，あまり使わない概念だと思います。「明らかにそこにあるのにその存在を認めない，その意味を認めない」という意味です。例えば，低体重が長く続いている患者さんに「この身体では就職は無理」と話しても「そんなはずはない」というのが否認の現象です。この範囲ならば，拒食症の心理としてそういうこともあるだろうと理解しやすいと思いますが，神経性やせ症の場合，身長 160cm，体重 30kgというような低体重でも，「どこも具合は悪くありません」と言って，過活動に動いてしまう傾向があります。「疲労感の否認」は「ただ言っているだけ」「入

院させられたくないから言っているだけ」ではなく，実際に動けてしまう
ところが特異です。これはどういうメカニズムなのか詳細にはわかってい
ません。「離人感」「解離」のような現象とも考えられますし，身体的に一
種の「ハイ」の状態になっているとも考えられます。もし，「どこも悪く
ない」と言っていた低体重の患者さんが，「疲れた」「だるい」と言い始め
たら，よほど身体の状況が悪いか，そうでなければ「否認」の現象が少し
和らいできて，心理的には改善方向だと考えられます。「入院させられた
くないからわざと元気だと言い張っている」と批判しても改善される症状
ではないということを知っておいた方がよいでしょう。

　ベルギーの専門家 Vandereycken は，「摂食障害における否認と隠蔽」
という論文の中で「もう夕食は済ませてきたと言って家族との食事を避け
る」「体重を量る時に重いものを隠し持つ」などの現象について検討して
います。この調査の対象は，罹病期間の平均が約 9 年の当事者で，神経性
やせ症の摂食制限型，過食・排出型，神経性過食症が約 3 分の 1 ずつでし
た。その結果，病気が始まったころ，体重を量る前に水を飲むなどの現象
を，その当時から「わざと」だと意識していたのは，7 割くらいだったと
のことです。これらの現象について，周囲から批判された時，「批判され
るのはもっともだと思った」と言う人もいましたが，「批判はあたっては
いるが，それほど強く言われるほどのことではないと思った」と言う人も，
「やっていないことを批判されたと思った」と言う人もいました。摂食障
害には，さまざまな問題行動が見られますが，否認の程度には個人差が大
きいことがわかります。治療中に否認に基づく問題行動が起きると，治療
関係が維持しにくくなり，摂食障害の治療が敬遠される理由（表 1）にな
りがちです。「わざとやっている」「うそをついている」と言われがちです
が，否認は症状と考えられ，「わざと」だとはっきり意識してやっている
人もいるし，その場ではわざととは思わっていない（否認している）人も
多いのです。否認現象への対応はまた後で述べますが，Vandereycken は，
「このような行動は摂食障害の特徴だという理解と，本人をサポートする

という態度に裏付けられた直面化が必要」と言っています。見て見ぬふりをするのは適切な態度ではなく，直面化する必要があります。「うそつきだから罰する」というような対応ではなく，「ポケットに物を入れて体重を量るのは症状のようなもので，他にもこういう人はいるけれども，こういう行動を卒業するにはどうしたらいいだろう」ということを，本人とも他の職種とも話し合う機会が持てれば治療は進みます。

　②過活動

　神経性やせ症では，過活動や運動強迫といわれる症状もしばしば見られます。神経性過食症の代償行動としても見られることがあります。ジョギング，水泳などを長時間やっていることもありますし，夜中まで大掃除をしたり，駅で絶対にエスカレーターを使わず階段を駆け上がる等の過活動のこともあります。周囲は，「やせようと思ってわざとやっている」と批判しがちですが，本人に聞くと「じっとしていられなくて駆り立てられるように動いてしまう」という説明のことが多いようです。畜産学では，「やせ雌豚病」という疾患があるそうですが，これは，ある種類の豚に，食欲低下と低体重が起きることがあり，この時期に動物はいつも走り回っているそうです。食欲低下，低体重，過活動は，神経性やせ症と同じ症状の組み合わせですが，動物の過活動は「食物探索行動」と解釈されているようです。神経性やせ症の過活動にも，ある病的な状態になったときに，身体の中にそのようなメカニズムが働く可能性は否定できません。「やせようと思って動いているわけではない」という説明に，「否認」が関わっている可能性はもちろんありますが，過活動のすべてが「やせようと思ってわざと」ではないかもしれないということは頭に入れておくとよいと思います。

　中には，過「活動」ではありませんが，「自分はゆっくり布団で休養してはいけない人」というような自分を処罰するような気分から，夜眠る時も椅子に座ったままというような場合もあります。過活動な人は，「やせる気満々で元気に運動している人」なのではなく，「動いていないと不安，

焦燥感やうつで一杯になっている」場合が多いということを理解しておく
必要があるでしょう。

③睡眠障害

過活動の時期には，大体睡眠時間も減少しています。自分の食生活や過
活動の程度は正確に捉えられない患者さんでも，睡眠時間は測りやすいの
で，体調を知る目安にすることができます。

④心理的な特徴（否認以外）

DSM-5 の診断基準の中に，心理的な症状は，肥満恐怖と体重や体型の
感じ方の障害という 2 項目しか挙げられていません。実際には摂食障害の
患者さんに見られる心理的特徴は，既に述べた否認以外にもさまざまなも
のがあります。摂食障害に特異的でない，他の疾患にも見られる症状は診
断基準には掲載されない傾向があります。他の疾患と摂食障害の区別にあ
まり有用でないからですが，診断基準だけを見ていると，実際の患者さん
には，不安，抑うつ感など「一般的な」心理の問題があることを忘れがち
になることは気を付けたいと思います。摂食障害の程度を総合的に判断す
る尺度の中には，一般的な心理症状を含めたものがあります。特に心理面
に詳しいのが Eating Disorder Inventory（EDI）です。現在，第 3 版まで
出版されていますが，広く普及しているのは第 2 版 EDI-2 です。表 4 に，

表 4　EDI-2 のサブスケール

1. やせ願望
2. 過食
3. 身体不満足
4. 無力感
5. 完全癖
6. 対人不信
7. 内的気付きの障害
8. 成熟不安
9. 禁欲
10. 衝動統制
11. 社会不安

EDI-2 の 11 のサブスケールについて示します。

　EDI-2 では，やせ願望や身体不満足など，摂食障害特有の特徴だけではなく，完全癖（完全主義），無力感などのサブスケールもあります。これらは摂食障害に特異的なものではありませんが，患者さんの病状を考える上では重要です。私たちの入院治療では，無力感が和らぐ等の効果も見られました（→ A さんの事例［P.56 ～］）。内的気付きの障害は，失感情症（アレキシシミア，アレキシサイミア）と呼ばれる症状を指しています。あまり見慣れない言葉かもしれませんが，心療内科でよく研究されています。自分の中にどのような感情があるかを言語化できるかどうかに注目したもので，これがうまくいかない場合にアレキシシミア傾向があると言います。「失感情症」といっても，感情がないわけではなく，感情に気づいて言語化することがうまくいかないという意味です。A lexi thymia の「レキシ」は，「ディスレキシア」（読み書き障害）などの用語にも用いられているように，文字を読む，書くという意味で，thymia（感情）の読みや表出に問題があるという意味です。摂食障害について論じる時は，不安や怒りなどの感情だけではなく，「空腹感」「満腹感」等の身体感覚の読み取りが悪いこともアレキシシミアに含めます。摂食制限型神経性やせ症の病前性格としても知られていますが，病気の症状が激しい時にも強まる症状です。体重が回復しても，空腹感や満腹感は今一つよくわからないというような患者さんも多いので，再発防止のためにも，よく知っておく必要があります。

　⑤家族に対する強制食べさせ等の問題行動

　神経性やせ症の患者さんは，自分では食事を食べなくても，食や料理に強い関心を示すことがあります。姉妹や母親に大量の食べ物を料理して，食べることを強要していることも少なくありません。このことから，家庭内で毎日大喧嘩になっていたり，家族が本人の言いなりになって，体調を崩したり体重が増え過ぎたりしていることもあります。兄弟姉妹にかなりストレスがかかっていることもありますので，何らかの対応が必要です。

このようなケースには，これは食への関心があるからこその症状で，回復
への脈がある症状であることを説明します。その上で，家族はこれまで通
りの食事をすること，本人が周囲への強制食べさせやそれに伴う喧嘩など
に時間を使うのは自分の問題の解決から目をそらすことなので，もっと自
分の問題に取り組めるよう指導します。

（3）神経性過食症

「トランスダイアグノスティック」のところで説明したように，神経性
やせ症と神経性過食症には共通の心理も多いのですが，過食嘔吐などにつ
いては，診断基準では次のように書かれています。

1. 過食について

DSM-5 では，短時間に大量の食べ物を食べてしまう「過食」があり，
自分ではそれをコントロールできないというのが診断基準の一つです。慢
性例では，短時間に大量ではなく「だらだら食い」といわれるような症状
もあります。食べるものは，日頃避けている高カロリーの食品が多く，食
べ始めは，一種，禁を破った高揚感のようなものがあるようですが，途中
でやめようと思ってもやめられず，無力感に襲われるというケースがほと
んどです。周囲の人は「好きで食べているのだからやめようと思えばいつ
でもやめられるはず」「やめられないのは意志が弱い」と批判しがちです
が，自分では止められない「失コントロール感」も症状の一つです。

過食は，アルコール等の乱用の場合と類似している面もありますが，ア
ルコール，タバコ，薬物など「手を出さない」ポリシーがとれる場合と違
い，食については，「断つ」ということは不可能です。「食べると過食につ
ながるから食べない」と，本人なりの工夫として日中は絶食していて，夜
になって爆発的に出るというような展開は非常に多いものです。本人なり
の「手を出さない」努力が裏目に出るというのは，かなりの無力感を引き

起こすことです。この辺りの事情を詳しく語る患者さんもいらっしゃいますが，症状にかなり恥ずかしさを感じていて，あまり言わない患者さんもいらっしゃいます。診察時間の短い外来では，この部分の苦しさが伝わりにくい場合もあると思います。「毎日過食が出るんです」という訴えの内容を正確に理解するには，症状の出方を記録してきていただくような作業が役に立ちます。「毎日過食が出るんです」という訴えに「そうですか。あんまりストレス貯めないでね」といった対応では，「理解されなかった」と思われがちです。

　「過食をどう止めたらよいですか」という質問が出ることがありますが，過食しそうになってその場で止めるのは困難です。「過食を止めるには3食を食べること」というのが治療の初期段階での一つの答ですが，これは，3食食べても過食につながらないことを体験してみなければ，納得できないことだと思います。自力ではなかなかこの体験ができないこともあります。過食につながらない「安全な食事」をするために，この本で紹介するような短期入院が必要になる場合があるのです。

　DSM-5 では，過食や後に述べる代償行動が週1回以上，3ヵ月以上続いている場合を神経性過食症とするとしています。DSM-Ⅳ までは，週2回以上3ヵ月以上という条件でした。DSM-5 ではかなり軽症ケースも診断するようになっていると言えます。週1回程度の過食は，うつ病などに併存して見られる場合もしばしばあります。このようなケースはうつ病として治療すれば，過食も軽快する場合もあります。次の項目で示す心理面についてよく聞き取り，どれくらい摂食障害としての対応が必要かを検討します。

2.　心理面

　「トランスダイアグノスティック」のところでも説明したように，過食症の患者さんも，心理面では神経性やせ症の患者さんと共通して，体重や体型次第で自己評価や気分が変わりやすいという特徴を持っています。過

食をすれば体重は増えるので，拒食の場合以上に気分が落ち込む機会は多いのです。嫌な気分を感じると一気に過食し，またその後の嫌な気分を即解決しようとすると，吐いたり下剤を使って一気に体重を落とそうという行動になります。ですから，「嫌な気分に耐えられない」「嫌な気分を抱えておくのが苦手」というのも心理の特徴と言えるかもしれません。

　EDI-2 には，完全癖というサブスケールがあります。拒食症の人が，食べるもののカロリー数などを完璧にコントロールしようとしたり，テストはいつも 100 点でないと満足できないという傾向があることは，よく知られています。過食症の方は，周囲から見ると「たくさん食べたり吐いたり」で，拒食症とは違って「自分に甘い人」に見えやすいのですが，「こうでなくてはならない」という完全癖が強い場合が非常に多いです。「過食をしてはいけない」「体重は何kg以下でなくてはいけない」と思っているのに，毎日そのルールを自分で破ってしまうので，無気力やうつになりがちです。過食症の患者さんの多くに見られるのは，自分の理想が高い→その通りにならなくてうつになる→その気分を即解消したくて過食をする→過食をしたことでまたうつになる→その気分を即解消したくて嘔吐をする→嘔吐したことでまた自分の理想から遠のいてさらにうつになる，という悪循環です。過食につながるのを避けるため，あるいは体重増加を避けるために，普通の食事を極端に控えると，低血糖が過食衝動をさらに強めるというファクターもあります。このような悪循環を繰り返しているため，EDI-2 で測ると，無力感サブスケールも高くなるケースが少なくありません。過食症の治療とは，単に過食をさせないというだけでなく，うつ気分がこの悪循環をぐるぐる回してしまうのを和らげることも大事だと言えます。過食嘔吐で一日中振り回されている状態では，なぜ自分はうつなのか，無力感を感じるのか，なぜ体型でしか自己価値を認められないのか，なぜ失敗するとわかっていても高すぎる理想を掲げてしまうのかというようなことはなかなか考えられません。治療の中でこのような心理面について考えられるような工夫をしていく必要があります。

3. 代償行動

過食の後の体重増加を打ち消すための行動を「代償行動」といいます。自己誘発性嘔吐，下剤乱用，絶食などが一般的です。近年は，「やせる」と宣伝している薬を購入する人もいますが，大変危険なことです。

代償行動は，身体合併症を引き起こす可能性があります。過食と代償行動のバランスで，体重は正常範囲に入っていて一見健康そうに見える人でも，長く嘔吐や下剤乱用が続いている場合，血液検査をすると低カリウム血症になっていることがあります。嘔吐や下剤乱用により，カリウム値は少しずつ下がっていきますが，ゆっくりした経過の場合は，本人は自覚症状がないことがしばしばです。受診した時点では，かなりの低カリウム血症になっていることがあり，心電図異常が見られることも珍しくありません。一見健康そうな過食症患者さんでも，血液検査は必要です。

嘔吐が続くと，胃酸の影響で，歯のエナメル質が溶けることもしばしばあります。過食症のことを周囲にも隠したまま何年も経過して，「酸蝕」がかなり重症化した状態となり，歯科で「吐いているのではないか」と発見される場合もあります。

（4）他の精神疾患と摂食障害

摂食障害は，他の精神疾患の併存も珍しくありません。ここでは，特に神経性過食症に併存の多いものについて考えてみます。

気分障害は，併存の中でも頻度が高いものの一つです。体重に連動して自己評価が下がるので，体重が増えた時の抑うつ感は，神経性過食症の症状そのものですが，体重に必ずしも連動せず，何週間か何ヵ月かの間，1日中抑うつ気分で，気力も低下して仕事にも行けず，睡眠障害も強いというような場合は，うつ病の併存と考えられます。

アルコール乱用も時々見られます。アルコール乱用の激しい時期と過食嘔吐の激しい時期を繰り返しているような場合もあります。アルコール乱

用と過食症が合併すると身体的にもさまざまな症状が生じます。

　パーソナリティ障害の併存も多いものです。特に衝動性が高く気分も不安定な境界性パーソナリティ障害では，うつ病，アルコール乱用，摂食障害などの疾患がさまざまな程度で併存するケースが稀ではありません。このようなケースで過食嘔吐のコントロールだけを目指しても，飲酒量や自傷行為が増えることもあります。境界性パーソナリティ障害があると，スタッフによって話の内容が大分違う「スプリッティング」の現象が見られたり，特定のスタッフに依存的になって，そのスタッフのいる日に頻繁に救急外来を受診するなどの問題が見られることがあります。チームの中でよく情報を共有し，治療目標を本人ともいつも確認することが重要です。

（5）遷延している摂食障害

　摂食障害についての解説を読むと，まずイメージされるのは，比較的発症間もない若い女性のケースではないかと思います。摂食障害は回復する方も多いのですが，1～2割の患者さんにおいては長く症状が続きます。診断基準は，発症間もないケースについても複雑な症状の一部しか伝えないと書きましたが，長期化した方については特に，診断基準の症状だけでは治療方針が立てられません。

　発症間もない患者さんを基準にしていると，医療者は，慢性の方に対して「どうせ体重が標準体重に戻ることは難しい」「だから治療は無理」と考えがちです。これは危険な考え方で，慢性の方には，急性期とは異なる病態として，治療を考える必要があります。

　イギリスには，Severe and enduring eating disorders : SEED（重症遷延性摂食障害）という用語があります。これは，Severe and enduring mental illness : SEMI（重症遷延性精神疾患）に相当する摂食障害の意味だということです。SEMI という用語は，日本でいえば，精神保健福祉手帳を持っている統合失調症の患者さんなどに相当するといえます。摂食障

害がすべて重症精神疾患だという意味ではなく，症状が持続していて，手帳などの福祉面の援助を必要とするケースもあるということです。「重症遷延性精神疾患」という言葉をそのまま摂食障害に当てはめているので「重症」という言葉が残っていますが，摂食障害については，「重症」の定義は難しいと思います。体重が低体重でも，比較的短期に治療で増加する場合もあるからです。摂食障害では，「遷延性」のところに注目したいと思います。

　重症遷延性摂食障害という用語を提唱したRobinsonという医師は，遷延性の患者さんの様子を記述し，自分で決めた生活のルールに縛られて，社会的に孤立し，生活の質が低下しがちなのが問題だとしています。例えば，お金を使うことに抵抗があって，着るものや必要な生活用品を長く買い換えていない事例，実際には食べないのに手元に食べ物がないのは不安で缶詰類などをため込んでいる事例や，倹約と運動のために，どこに行くにも歩いていくため，自由時間がほとんどなく体力も低下している事例などがあることを報告しています。一人暮らしだと，自分のルールを守るだけで精いっぱいで，誰とも接点なく毎日が終わってしまうが，だからと言って，家族と暮らすのもストレスというのは日本でもよく見られる状況ではないでしょうか。

　このような患者さんに，「BMIを正常範囲にする」というような目標を持ってきても，うまくいかないのは明らかです。週に何回かデイケアに参加してスタッフと話をするとか，昼食だけでも人と一緒に取るとか，週に1度は体力を消耗しないボランティアかアルバイトをするなど，自分の決めた不健康な生活のルールから少し離れる時間を作るのが大事です。イギリスには，リサイクルショップがたくさんあり，そこでボランティアをするケースなども多いようです。(→コラム：チャリティーショップと摂食障害［P.29］参照)

　表5に，同じような体重でも，発症間もないケースと遷延性とで，治療目標や対応がどのように違うかを示しました。ワンパターンの食事で，体

26

表5 遷延性の摂食障害の治療

	発症間もない例	遷延例
体重目標	＊神経性やせ症初発ならば，標準体重への体重をめざす ＊急に標準体重を目指すのが難しい場合は，自然に月経が回復するBMI18~19を目指す ＊外来ならば2週～1月で1kg，入院ならば週1kg程度を目指す	＊減らないようにする
体重の見通し	＊自然に月経が回復することが望ましいので，今現在低体重で困っていなくても，少しずつでも体重を増やすことが望ましいこと，思春期に骨密度を上げておく必要があることなどを伝える	＊時間とともに胃腸機能が弱るので，今と同じ食事をしていたのでは，数年後には同じ体重は保てないかもしれないことを伝え，プラス分が必要になってくることを伝える
体重測定	＊日に何度も量るケースも多いので，週に2回程度にする	＊体重測定をせず，体重減少に気付かない（否認する）ケースも多いので，2週～1月に1度は自宅で測定するよう促す ＊自宅に体重計がない場合は，体重測定のために来院するよう促す
受診	＊状況が改善するまでは，月に1～2回受診する	＊受診の間隔はあいてもよいので，特定の医療機関を定期的に受診し，検査結果や経過がわかるようにしておく
食事	＊7,000kcalの追加が1kgの体重増加となることを伝える。例えば月に1kgのペースならば，食事，飲物の追加，運動量の制限で，1日300kcal程度^{注)}追加になるよう指導 ＊何を食べてもよいが，「食べ放題」のレストランに行く日と絶食の繰り返しなどは，胃腸に負担がかかりやすい。毎日確実に300kcalプラスになるような生活習慣を作るよう指導	＊食べられる食材を増やす ＊ワンパターンの食事にならないようにする ＊体重が減少してきたときに，安心して追加できる食物を決めておく ＊栄養剤に慣れておき，体重減少時や，インフルエンザ等急に身体に負担がかかる事態が来た時に使用できるようにする ＊人と一緒に食べなければいけない状況で食べられるものを探しておく
運動	＊運動量を知り，運動によるエネルギー消費がどの程度あるか検討する	＊運動量を知り，運動によるエネルギー消費がどの程度あるか検討する ＊安静時間を設ける

| 社会参加 | ＊復学や復職は焦らず，ある程度体力がついてから
＊勉強，部活，塾，習い事など病前の生活が忙しすぎた場合は少し整理する
＊学校，職場以外に，他人と競争したり完璧を求められないで参加できる趣味やボランティアの場があれば参加してみる | ＊家族以外の人と1日1回は話をするようにする
＊上記のように，人と一緒の時に食べられるものを決め，「会食を伴うから会合に参加しない」ことが減るようにする
＊身体的負担が少なく，あまり完璧が求められないボランティアやアルバイトなどを探す
＊自助グループの参加もよい |
| 趣味等 | ＊家の中で安静を保ちながら楽しめる趣味を探す（長時間の勉強以外） | ＊家の中で安静を保ちながら楽しめる趣味を探す |

注）1日300kcalの追加だと，1ヵ月では9,000kcalの追加となるが，吸収能も落ちており，300kcalを目指しても吸収されるカロリーは，下回ることが多い。300kcal追加を目指してやっと約1kg増加となる場合が多いことを説明する。

重も量っておらず，体重が減っても気づかないというようなケースも少なくありません。決まったものしか食べられないので，同窓会などに出かけていきたい気持ちが皆無ではないのに参加を断り続けているというような場合もあります。時には体重を量ったり，受診して貧血がないか調べるなど，自分の身体の状態を自分で把握しながら，何とかワンパターン生活から少し外へ生活を広げるような援助が望まれます。孤立しないというのがキーワードであり，海外ではデイケアなどが社会参加の第一歩となっています。日本ではデイケアはまだ少ないので，入院して病棟生活を体験していただき，看護師さんや他の患者さんと話をしていただくのも一つの方法ではないかと思います。

　NICEガイドラインは，少なくとも年に1度は家庭医が身体状態をチェックするとしています。遷延例の患者さんは，低い体重で身体的に安定しているように見えても，インフルエンザやノロウイルスに罹患するなどの事態が起きると，身体状態が急に悪化することがあります。このような時に，「半年前の採血のデータはこうだった」というような参照データがあ

るのとないのとでは，緊急時の病状評価が違ってきます。標準体重を目指すということは無理でも，通いやすいかかりつけ医をもって，定期的に身体の状態をチェックするとよいと思います。

COLUMN 1

チャリティーショップと摂食障害
～イギリスの町の風景～

　この夏，イギリスに短期滞在しました。イギリスには，「チャリティーショップ」と呼ばれる店舗がたくさんあります。第二次世界大戦中にギリシャの飢餓を救うために設立されたOxfamという団体が嚆矢のようですが，今では，癌研究財団や，子どものホスピス援助のためのHelen & Douglas Houseなどさまざまな組織がショップを持っており，看板を見て医院かと思うと，書籍や衣類のリサイクルショップだったということがよくあります。大学町では，教員や学生がよく出入りするせいか，書籍などは質のよいものが手に入ります。リサイクルと社会貢献とチャリティーの趣旨の啓発が総合的に行われている印象です。今回，ある大学町のOxfamで，摂食障害に関する本を数冊見つけてレジに持って行ったところ，店番の男性が「摂食障害に興味があるんですか？」と声をかけてきました。日本で摂食障害を専門にしている精神科医だと説明すると，自分も精神科医だとおっしゃるので驚きました。聞けば，チャリティーの趣旨に賛同して，時々ボランティアで働い

ていらっしゃる由。この医師は，「摂食障害の治療は難しい。この町にはよい専門ユニットがあるんだけど，相当重症じゃないと受け入れてくれない。軽症例は自分のような一般精神科医が診ることになっている。日本では何かよい治療をやってないですか。僕は本当に苦手なんですよ」とおっしゃっていました。「日本にもそんな魔法のような治療はありません。この町の専門ユニットの治療方法を知りたいと思ってわざわざ来たくらいですから」とお答えしました。

　「ユニット」というのは，入院施設，デイケア，外来などを持っている専門治療施設のことですが，外来患者に対する看護師や作業療法士の訪問など，在宅での治療にも力を入れています。

　偶然ながら次の日は，そのユニットを訪問する日でしたが，そこでは，ソーシャルワーカーさんたちが，ある患者さんの社会復帰について喧々諤々と議論をしている場面に遭遇しました。「あの体重ではまだ仕事は無理！」「そんなことを言っているといつまでも社会復帰できない。チャリティーショッ

プなら働かせてくれるでしょうよ」というやりとりだったので，つい，前日お会いした精神科医とその患者さんが同じお店で働く場面を想像してしまいました。一緒に店番をすれば，あの医師は，摂食障害をもう少し近いものに感じられるかもしれません。

摂食障害は，研究面ではさまざまな発展があります。社会学や女性学という切り口もあり，また一方で，最近は遺伝子研究や脳画像研究なども盛んです。しかし，治療については「これだけで治る」というような万能薬のような治療法はなく，当事者と家族と治療者の日々の地道な努力が欠かせません。日本の摂食障害の治療の向上のために，日本にも摂食障害専門治療センターを作ろうという運動も展開中で，ぜひこれも実現してほしいですが，一方で，基本的な治療は日本中どこにいても受けられるということも，車輪の両輪のように大事なことではないでしょうか。

日本では，専門ユニットがないことは大きな問題ではありますが，一方で，摂食障害は，治療に取り組むのに本人の勇気と忍耐が必要という側面もあります。治療への気持ちの壁を壊すには，身近な病院で体重を量ったり血液検査を受けるなど，どの病院でもできる「普通」の処置が役に立つことも多いのです。

Oxfam でボランティアをしていた医師の話の通り，専門ユニットと一般精神科医の連携は，海外でも必ずしも理想的に行われているわけではありません。専門ユニットのない日本から見ると専門ユニットがあるだけでうらやましいですが，「あるだけ」ではだめで，専門ユニットと一般医療機関のコミュニケーション，そして何より当事者や家族の方々とのコミュニケーションは欠かせないことなのだと思います。

日本にも多くのチャリティーショップができないでしょうか。患者さんの社会復帰援助にもなり，社会貢献にもなります。そんな日が来たら，私も店番ボランティアをしたいと思っています。（星和書店メールマガジン「こころのマガジン」vol.138 コラムより一部改変して再掲）（文・西園マーハ文）

3. 摂食障害の治療の考え方

（1）摂食障害の治療とは

　摂食障害の治療を行う場合，当然ながら，心身両面に目を配る必要があります。「健全な身体に健全な精神は宿る」（Mens sano in corpore sano）という言葉は，古代ローマ時代から知られています。では，「体重が戻ったら精神も健康になる」でしょうか？　Yes の場合もあり No の場合もあるのが，摂食障害の治療の難しいところです。体重の回復により，強迫症状や抑うつ症状が軽快したという報告はもちろんあります。日々の臨床の中でも，軽快と悪化を繰り返している患者さんの中には，「気にしなくてもいいことまですごく気になってきたな，と思うときは体重を量ると減っている」というように，体重の増減と精神症状の悪化の関係がよくわかっている方もいます。「脳に栄養が行っている時とそうでない時は違う」と，栄養が行っている時の方が状態がよいことを実感している患者さんも多いのです。非常に低体重で低血糖な状態を経験した方の場合は，「あの頃のことは夢の中のようでよく覚えていない」という場合もあります。低血糖では意識に影響しますので，すみやかに治療をした方がよいのは明らかです。

　では，栄養を補給すれば摂食障害は治ったといえるのでしょうか。もしそうならば，摂食障害は精神科で治療せず，内科で栄養補給すればよい病気ということになります。しかし，なかなかそういう経過にはなりません。現実には，せっかく入院治療をして体重を増加させても，退院したらまた体重が減り，それと同時に治療に拒否的になり，また入院となり，体重が増えて退院してまた……というループを繰り返している患者さんは非常に多いのです。つまり，入院によって体重が増やされると，退院の時，体重

は入院前より増えていますが，それと同時に「やせ願望」や「人前に出る不安」も入院前より強くなって退院という経過になってしまいます。このように，栄養補給を行う時は，心理的な援助も重要です。統合失調症だったら，幻覚妄想の軽減だけではなく，症状への理解，服薬の必要性の理解など再発防止のための心理教育が必要だという考えが普及していますが，摂食障害については，目に見える症状である「やせ」が回復すると，回復したように思われがちなところには注意が必要です。

　では，神経性過食症については，何をどう治療していけばよいのでしょうか。過食嘔吐が止まればよいのでしょうか。食べ物があふれている世の中で，どのように過食を止めるのでしょうか。食べ物を売る店のない僻地に行けばよいのでしょうか。「過食する物がないから過食が出ない」というだけでよいのでしょうか。心理的には何が変わればよいのでしょうか。育てられ方に問題があったと自分では思っていても，親が亡くなったり年老いている場合はどうすればよいのでしょうか。患者さんたちはいろいろ考えて，いろいろな方法を試しています。精神医学的対処法としては，抗うつ剤を使えば，若干過食嘔吐の症状は減る場合が多いとされています。しかし，神経性過食症の治療でも，神経性やせ症と同じく，「過食嘔吐が減っただけ」で，心理面に変化がないと再発する可能性があります。過食嘔吐は心身の「身」とは少し違うかもしれませんが，神経性過食症においても心身両面を診ていくことが大事なのです。

（2）神経性過食症の治療の諸要素〜何が効くのか〜

　過食や過食の後の嘔吐の頻度を減らそうとして，多くの患者さんは，「自分なりの工夫」をしていますが，それは「できるだけ食べないようにする」「我慢する」という工夫が多く，これはまさしく，続けていると過食嘔吐を逆に増やしてしまう結果になることが多いのです。表6に神経性過食症の治療にはどのような要素があるかを示します。

表6 過食の治療の要素

1. 食事と睡眠の規則性
2. 過食症について学ぶ
3. 過食後すぐ吐かないようにする
4. 症状の全貌を知る，症状の出やすい状況を知る
5. 過食の内容・仕方を変える
6. 過食の背後の否定的な考えを知る，さらに心理的な問題について深く考える

1. 食事と睡眠を規則的にする

これは，単に「健康的な生活をしましょう」というスローガンなのではなく，過食嘔吐を減らすための方法として重要です。過食症の患者さんは，大量の過食で急に血糖値が上がり，その後インスリンがたくさん分泌され，しかし絶食や嘔吐で血糖値の補給はないので，血糖値が大きく下がるという変化を繰り返しています。そして，血糖値がある程度下がると過食衝動につながる場合が多いようです。過食衝動の出方には個人差があるので，後で述べるような症状の記録をする必要がありますが，3～4時間に一度の食事，あるいは間食の時間を最初から決めておいた方が過食はコントロールしやすくなります。

摂食障害に特化した認知行動療法を開発したFairburnは，認知行動療法の初期は，週2回外来に通いながら，食事を規則的にすることを重視しています。「何を食べるかより，いつ食べるかを決めることが大事」と言っています。「過食がいつ来るかいつ来るかと不安に思いながら食べるのを我慢している」という時間が長すぎるのは望ましくありません。昼間の時間を過ごしやすくするためには，食事や間食の時間が，3～4時間ごとに来るように，時間を決めてしまうことです。心構えとしては「○時になるまで我慢しよう」でも「○時になったら食べよう」でも構いませんが，3～4時間ごとに気持ちと食欲がリセットできると，コントロール感が育っていきます。間食は甘いものである必要はなく，また，毎日同じものでも構いません。

また，睡眠をとるのは非常に重要です。夜中に過食嘔吐をすることで次

の日の食事がコントロール不能になっているケースはしばしば見られます。睡眠不足のぼんやりとした状態では，過食を止めにくくもなります。事例によっては，一時的に，軽い睡眠導入剤を処方して，睡眠のリズムをつけることもあります。

2. 過食症について学ぶ

疾患について学ぶためには，「自分は今，過食症という病気を持っている」という認識が必要です。中には，「これは病気なのではなく自分の癖に過ぎない」「コントロールできないのは自分が弱いから」というように思っていることがあります。「精神科医はすぐ病名を付けるが，そういうレッテルを貼るようなことはよくない」「病気だと思うと落ち込んだり，病気が言い訳になるから病名を付けない方がよい」という声もよく耳にします。病気だと思わない方が前向きになれるのであればそれも一つの方法ですし，ある程度治療が進んだ段階ではそのような選択肢もあると思います。しかし，発症初期の段階では，「これは病気である」「自分が弱いせいではない」と考えた方が，回復は早いです。病気ですから，専門家の力を借りるのは恥ずかしくありません。自分という存在全体が悪いのではなく，「この部分が病気」と客観的に見て，その部分だけを治療していけばよいのです。

摂食障害については，さまざまな書籍もあり，ネットにも多くの情報があります。まずは，典型的な事例の解説を読んで，自分が苦しんでいるのが病気の症状だというイメージを持つとよいと思います。一方で，典型的でない部分が見つかるのも普通です。自分固有の部分について考えるのも治療にはとても大事ですから，治療の中では積極的に取り上げるとよいと思います。

3. 過食後すぐ吐かないようにする

症状の説明のところで示したように，神経性過食症の症状は，嫌な気分

と過食と嘔吐，そしてまた嫌な気分という悪循環から成り立っています。そこに血糖値の低下という身体要素が加わるとさらに過食衝動が高まります。このサイクルがかなりのスピードでぐるぐる回っていることが珍しくありません。治療の一つの方法は，過食がもし出ても「すぐ吐かない」ということです。私たちの入院治療でも，過食はしなくても，病院食を吐こうと思えば吐けるわけですが，30分間は安静時間としてトイレには行かないというルールにしています。すぐ吐かなければ血糖値の変化も緩やかです。過食の後おなかが苦しいかもしれませんが，大量の過食の後，1時間くらい胃が膨らんで苦しい感じを体験しておくと，次の過食の量を少し控える人が多いようです。中にはすぐ吐かないでゆっくり休んでいると「満腹感というものがわかった」という方もいらっしゃいます。1時間くらい休んだ後，吐かずに済むのが一番ですが，たとえ1時間後に吐いたとしても，その後の過食は少し時間を置く場合が多く，全体のサイクルがゆっくりになります。

　「過食嘔吐をしない」と決めていた人が過食をしてしまうと，「やっぱり失敗してしまった」と自暴自棄になって，嘔吐，過食というサイクルが続いてしまうことがありますが，過食をしても嘔吐をゆっくり，という方法をとると，コントロール力がついてきます。

4.　症状の全貌を知る・症状が出やすい状況を知る

　回復には，過食症についての一般的な知識を学ぶ一方で，自分自身の病気についてよく知るというプロセスが必要です。まずは，自分の症状の出方を知るということが第一歩です。親のせいで発症したのか，原因は何かというようなことはひとまず横に置いておきます。回復のために，原因を考えることが大事になるケースも多いのですが，この作業は症状が少し落ち着いた後で取り組むことを勧めた方がよいでしょう。まずは，症状で「いっぱいいっぱい」になっている生活の中で，どんなことで症状がひどくなったりあるいは軽くなったりしているかを観察します。これができれ

ばかなり症状に対する「コントロール感」が出てきます。過食症の診断基準の一つとして，「失コントロール感」がありましたが，「こうすると悪くなるだろう」「こうすれば少しよいだろう」といった予測ができると，無力感や抑うつ感が軽くなる場合が多いのです。中には，症状が激しすぎて，どんな要因で症状が増えたり減ったりしているか全くわからない，あるいはそのようなことを振り返る気力もない，という場合もあります。そういう場合は，入院治療によって，生活を整え，過食嘔吐を減らす作業が必要だと思います。

　症状の出方を知るためには，日々の生活を記録する方法が有効です。「こんなことを考えていたら過食になった」というような認知との関連がすぐわかる場合もあるので，考えや気持ちについても書いておきますが，食事の時間や就寝時間，起床時間の記録を促します。睡眠不足の日は食事のコントロールが悪い，とか，夜中に過食嘔吐をして，次の日は昼ごろ起きて何も食べずにいるとまた夜過食が出るなど，症状は睡眠などの生活リズムにも影響を受けるからです。過食衝動はかなり血糖値の動きに連動していますので，絶食状態が何時間も続くと過食に陥りやすくなります。生活が不規則なまま「彼氏と喧嘩してこんな気持ちでいたらまた過食」「母親に怒られてまた過食」のような，気持ちの記録をするだけでは，症状コントロールに結びつかないことが少なくありません。心理，認知に気付くのはとても大事ですが，最初は生活全般を見ていくようにします。

　外来ではこのような記録が全く書けず，入院後，看護師の援助を受けてやっと書けるようになるというケースもあります。やはり，自分1人で症状に向き合うというのは苦痛を伴う作業です。学校や仕事に行っている人は，外来では忙しすぎて書けないという場合もあると思います。

5.　過食の内容を変える・過食の仕方を変える

　症状が出やすい状況がわかったら，変えられるところがあれば変えてみます。朝食を抜かない，昼食と夕食の間が長かったら間食を取る工夫をす

る，少しゆっくり食べられるものにするなどです。

6. 過食の背後の否定的な考え方を知る・さらに心理的な問題について深く考える

　上記のような対応で，過食や嘔吐はコントロール可能なものになってきます。このあたりまでの対応を「ガイデッドセルフヘルプ」と呼んで（後述），この範囲の対応で安定する患者さんも多いといわれています。しかし，過食嘔吐の背後にある，自分に対する否定的な気分や認知を本格的に治療する必要がある方も少なくありません。これにはやはり専門の治療者を必要とします。認知行動療法では，過食の背後の気分や認知に焦点を当てて修正していきます。自己評価が非常に低かったり，「少しでも失敗したら大失敗」と考えるような白黒思考，全か無かの考えが問題になることが多いと思います。認知行動療法では，「フォーミュレーション」というものを治療者と一緒に作ります。フォーミュレーションというのは，伝統的には，精神医学的面接の後，その患者さんのことを数行でまとめることを示していましたが，認知行動療法では，まとめを図で示すことを意味します。過食嘔吐やその背後の嫌な気分，嫌な気分を生み出す自分の認知の癖などを図にします。一人一人の症状の成り立ちを図にしていくところは，本格的な治療者との共同作業が必要になりますが，「過食することよりも，過食・嘔吐・嫌な気分というサイクルが続いていくことが問題」「過食をやめようと考えるよりこのサイクルがいつまでも回らないようにすることが大事」「それには，日中絶食して血糖値が下がるような事態はやめた方がよい」というような，理解を得るためには，多くの患者さんの最小公倍数的なフォーミュレーションの図示（図1）が役に立つこともあります。心理教育に活用してみてください（P.51 参考資料も参考にしてください）。

　このほか，対人関係療法では，患者さんにとって重要な他者との関係に焦点を当てて治療をしていきます。生育歴から振り返り，自分のあり方を考える力動的精神療法が向いている患者さんもいます。

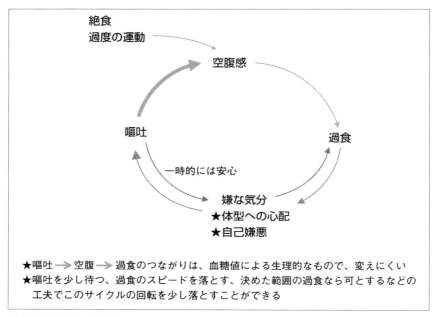

図1　過食嘔吐の悪循環

（3）ガイデッドセルフヘルプについて

　過食症について，治療効果があるというエビデンスがあるのは，認知行動療法，対人関係療法，抗うつ剤による薬物療法などです。中でも，認知行動療法は効果を示す多くの報告があります。しかし，治療者の多い海外でも，すべての神経性過食症患者さんが認知行動療法をすぐ受けられるわけではありません。アメリカでは，私費で治療を受けるのだったら比較的すぐ治療者は見つかるでしょう。イギリスでは，医療は公営で無料ですので，認知行動療法を受けるのに値すると判断されたら無料で20回の治療は受けられますが，予約を取るのにかなり待つことがあります。

　このような事情から，神経性過食症の患者さんは，認知行動療法を本格

的に受ける前に，まず自分でできる症状への対処をやってみることが勧められています。これは，本やワークブックなどを使って，過食症という疾患について知り，自分で症状の出方を記録する「症状モニター」をやってみる方法です。表6（p.33）でいうと，1の「食事や睡眠の規則性」，2の「神経性過食症について学ぶ」，3の「過食後すぐ吐かないようにする」，4の「症状について記録して全貌を知る」などを，本やワークブックを使いながら自分でやってみるということです。自分の力だけでは対応が難しいことが多いので，誰かの指導を適宜受けながら治療していくのが，「ガイデッドセルフヘルプ」（指導付きのセルフヘルプ）という意味です。指導をするのは，摂食障害を専門とする人でなくてもよいというのが非常に大きなポイントです。イギリスでは，かかりつけ医やかかりつけ医のクリニック勤務の看護師，臨床心理士などに時々進捗状況を報告してアドバイスをもらうというような方法が行われています。電話で様子を聞くというような方法もあります。摂食障害が専門ではなくても，医学や臨床心理学の一般的なトレーニングを受けた対人援助職ならば，ガイド役になり得ます。学生相談室のカウンセラーなどもガイド役に適しています。

　過食嘔吐というのは人には言いにくい症状ですし，過食嘔吐をなくすための努力も，自力でやろうとしては失敗していることが多いので，「少し人の助けを借りてみる」というのは，非常に大きな意味があります。患者さんが助けを求めてきたときに，「私は摂食障害の専門ではありません」と拒否するのはとても残念なことです。ぜひ「摂食障害は私の専門中の専門ではないけれど，あなたのセルフヘルプのガイド役はできます」という方が増えてほしいと願っています。

　海外のデータでは，ガイデッドセルフヘルプだけで，認知行動療法を必要としないレベルまで症状がコントロールできる患者さんも多いといわれています。本格的な認知行動療法で，全部治療者の指示で動く場合より，ガイデッドセルフヘルプの方が，本人の治療動機を高める場合もあります。

　認知行動療法にはいくつかの技法がありますが，きちんと治療に通うこ

とができて，きちんとフォーマット通りの課題をこなせる患者さんには，日本でも効果が証明されるのは間違いないと思います。しかし，日本中のどの地域でも過食症の認知行動療法が受けられるようになるにはまだ時間がかかります。まずはガイデッドセルフヘルプの活用を考えてみましょう。

　外来ではこのような記録が全く書けず，入院後，看護師の援助を受けてやっと書けたというケースもありました。やはり，自分1人で症状に向き合うというのは苦痛を伴う作業です。学校や仕事に行っている人は，外来では忙しすぎて書けないという場合もあると思います。

　本格的な認知行動療法の場合も，表6でいう6の過食の背後の否定的な考え方を知るということをいきなり試すわけではありません。1～5の要素もやってみながら，認知と症状の関係について深く考えていくということになります。特に1の生活を規則的にすることは，Fairburnらの治療においても，認知の問題を扱う前にやっておくこととして重視されています。

（4）薬物療法は効くのか

　イギリスのNICEガイドラインでは，神経性過食症では，ガイデッドセルフヘルプをまず行うことが推奨され，発症初期ならば薬物療法をガイデッドセルフヘルプに変えて試してもよい，となっています。抗うつ剤，特に選択的セロトニン再取り込み阻害薬（Selective Serotonin Reuptake Inhibitor：SSRI）は，一時的に，過食嘔吐の回数を減らす効果はあることが多いとされています。うつ病が合併しているケースでなくても，過食嘔吐に直接効くのだと考えられています。しかし，短期には効果があっても，生活リズム等の改善に取り組まずに，何年も薬物療法だけを行って，改善があるかどうかは疑問だとされています。理想的には，抗うつ剤の力で症状が少し抑えられたら，その期間に生活リズムを立て直したり，生活上のストレスを軽減することを試すなど，薬物療法以外の部分も少しやってみ

るとよいと思います。

　睡眠と覚醒のリズムがどうしてもつきにくい場合は，一時的に睡眠導入剤を使用する方法もあります。これも，「夜，薬で寝ている時間は過食しない」という消極的な意味だけでなく，睡眠導入剤で夜は寝たら，朝はあまり遅くならないうちに起きて朝食をとるとか，午前中は出かけたり，何か集中できることをするなど，生活リズムを作れます。そうすれば，徐々に睡眠導入剤がなくても眠れる生活になっていきます。このような，症状に自分で対応するような作業なしに，延々と薬物療法のみというのはあまり推奨されない治療です。

4. 群馬病院での治療

（1）入院とガイデッドセルフヘルプ

　この本で紹介する入院治療を受ける患者さんは，外来で摂食障害の治療を受けて症状モニターなどを勧められながらもなかなかうまくいかなかったり，あるいは長く過食が続いているが，進学や就職の前に何とかしたいなどの事情で入院を希望された方々です。

　NICE ガイドラインでは，症状モニターを行うガイデッドセルフヘルプは，神経性過食症や過食性障害の初期治療として紹介されているのですから，入院で実施するというのは，海外ではあまりやらない方法だと思います。日本では，外来で時間をかけてワークブックの内容について話し合うのも難しいことが多いことから，生活の規則化や症状モニタリングなど，海外ならば外来で実施することを，短期入院で試しているということになります。

（2）群馬病院について

　群馬病院は精神科単科の病院です。入院病床は 465 床で，過食症患者さんは主に 1 病棟という病棟のストレスケアエリアに入院します。この病棟は，25 床ですが，摂食障害の患者さんが同時に多数入院することはなく，大体 1 名，多い時で 2 名です。この病棟の他の患者さんは，気分障害や神経症などの方がほとんどです。

　群馬病院には，集団精神療法や個人精神療法を専門にする医師や臨床心理士が複数おり，心理的な視点には親和性がありますが，このプログラムが開始されるまで，摂食障害に特に力を入れて治療するということはあり

ませんでした。

（3）病棟のスケジュール

　患者さんは入院後は，表7のような，病棟プログラムに沿って生活することになります。これは，基本的に，同じ病棟の摂食障害以外の患者さんと同じスケジュールです。

表7　病棟スケジュール

	月	火	水	木	金
午前		OT（リラクゼーション）	PSW 面接 栄養士面接	OT（アートセラピー）	OT（しゃべリハ）
午後	主治医面接 売店日 院長回診 OT（創作）		OT（園芸）	売店日 心理教育（不定期）	OT（軽スポーツ） 主治医面接

OT：Occupational therapy（作業療法）

（4）病棟以外の治療

　病棟以外に，摂食障害外来があり，医師1名が担当しています。デイケアも開始しましたが，外来からデイケアに通うのには抵抗がある方もまだ多く，入院中にも体験して，入院後のフォローをするなどの方法を試行中です。

（5）治療の要素

　過食症短期入院プログラムの治療の要素としては，次のようなものが挙げられると思います。

1. 規則正しい生活

　3食の時間はほぼ決まっています。内容は管理栄養士と相談しますが，特別な身体合併症がない限り，1,800kcal の病院食の完食を目指します。院内に売店があり，間食の買い物はできますが，買い物の頻度と金額には制限があります。食事の後は30分間の安静時間とし，食後すぐ嘔吐をすることは避けるようにします。

　起床時間，就寝時間も他の患者さんと同じです。

　入院では，起床や就寝時間も決まっていますので，病棟生活の流れに沿っていけば，自動的に規則正しい生活が送れるようになります。自宅での生活とはかなり違う場合も多いので，規則正しい生活が重要だということを外来の段階できちんと理解してから入院することが望まれます。

2. 過食嘔吐の出にくい環境での生活

　おやつの買い物は1回500円で週2回許可していますが，それ以外の大量の食べ物の持ち込みは，基本的にはできません。3食の後30分の安静時間を設けてありますので，食べた後すぐ吐くということはしにくい環境です。

　これまでの治療経験では，入院の直後から，どうしても過食したい，買い物に行きたいという「過食衝動」を訴える人はほとんど見られませんでした。身近に食べ物を置いていないので，「いつ食べてしまうか」とそわそわしないのか，「ここは治療の場所」という意識が働くからか，さまざまな対人緊張から離れて過食衝動が生じないのか，人によって事情は違うと思いますが，過食という症状は，ストレスや環境の影響を強く受けることが伺えます。

　「病棟では症状がなくてよかった」ではなく，症状が減っている時だからこそ，これまでの症状の出方を振り返り，症状の意味を考えるということが重要だと思います。

3. 多職種連携

　全国の他の精神科病院と同様，群馬病院でもさまざまな職種の人が働いています。摂食障害の治療にも，多くの職種が関わります。以下に，患者さんの援助に関わる職種とそれぞれの役割について示しました。それぞれの職種は，違ったトレーニングを受けていますから，視点が違うのはもちろんです。患者さんが，いろいろな職種の人と話すことによって，症状について新しい見方ができること，一方で，人（職種）が変わっても同じような点を指摘される経験から，本人が自分の問題に気付くことができるようになるのを目指しています。職種間の連携がうまくいっていないと，患者さんが混乱したり，「あの人はこう言ったのにまた違うことを言われた」など，治療の悪いところを探したくなったりします。スタッフ間の連携がうまくいくことで，患者さんは，自分の問題に気づくことができます。スタッフ間の話し合いのために，定期的なミーティングは欠かせないと思います。

　①精神科医の面接と薬物療法

　精神状態を確認するとともに，病棟生活に関するさまざまなルールや約束等について見直します。

　外来で，抗うつ剤を処方されている患者さんもいますが，されていない場合もあります。入院中に抗うつ剤を増量しなくてはいけないケースはこれまでにはありませんでした。処方内容は変わらなくても，SECTION 2の事例のように，抑うつ感が軽減する場合が多いようです。

　②看護師による症状モニタリングの援助

　外来でワークブックが書けなかった人が多いので，入院中は看護師が援助して症状モニタリングをします。プライマリーナースが中心となります。入院中は過食や過食の買い物に費やす時間がないので，食材の記録などは少ないシンプルな記録になります。事例によっては，下剤の量と効き具合などを詳細に記録する人もいます。食べた後の不安などについては，素直に書けるようになる患者さんが多いようです。

③管理栄養士との面談

　入院中に，管理栄養士と最低2回は面談します。入院中はあまり頻繁には食事を変えませんので，入院中の病院食の内容の相談というよりは，入院前の食へのこだわりにはどのようなものがあったか，入院してみて何か変化があったか，食事を規則的に取ってみてどうか，などをお話ししていきます。退院の前は特に丁寧に，退院後の食事について話し合います。入院中のメニューを参考にしたい，と退院時にコピーを持って帰る患者さんもいらっしゃいます。退院後の生活にコントロール感を持つ一つの方法かと思います。

④精神保健福祉士との面談

　この治療では，家族との面談を精神保健福祉士が担当しています。成人の患者さんが多いので，神経性やせ症の患者さんの家族療法のような構造化したものではなく，家族として本人をどのように援助したらよいかなどを中心に話し合っていきます。また，患者さんが仕事を探している場合は，これまでの職歴について聞きながら，現実的にどのような仕事ができそうか相談をしていきます。

⑤臨床心理士との面談

　心理教育を担当しています。3回を1コースとして，個別で対応します。入院には至らない外来患者さんにも実施していますが，入院を経験した方にも提供しています。摂食障害に関する資料（P.51の参考資料）を使いながら，自分の症状の出方，意味，対処法などについて話し合います。資料には，摂食障害の典型的な症状について記載されています。参考資料を使うと，典型的症状について学び，「こうなってしまうのは自分の弱さのせいではなく症状なのだ」ということを学び，また一方で，「教科書的な例」とは違う自分の特徴について，なぜそのような症状になるのか，どういう意味があるのかなどを考えてみることができます。

　一般には，心理教育には，グループで実施する形式もあり，また書籍を自習するセルフヘルプの形式もあります。群馬病院で実施しているのは資

料を自分でも読みながら，臨床心理士と話し合いをする個別心理教育方式
ですが，これはガイデッドセルフヘルプの発展形ともいえるでしょう。グ
ループの話し合いで理解が進むこともしばしばありますが，他者の評価が
気になり質問などもできないタイプ，あるいはそのような状態の方には，
個別の心理教育は有用だと思います。対人関係などについてさらに面接を
深めたい場合は，個別精神療法も実施します。

⑥作業療法

　作業療法は，手作業的なものとアートセラピストと共に行うアートセラ
ピー，ダンス／ムーブメントセラピストが指導するムーブメントセラピー
（リラクゼーション）を実施しています。軽い運動を行うこともあります。
「しゃべリハ」という自由に話をする場もあります。

　神経性やせ症の行動療法の場合は，体重があるレベルに達しないと，作
業療法は許可しないという施設も多いと思いますが，この短期入院治療で
は，厳密な行動療法は必要がない場合が多く，4週間の間にフルにさまざ
まな治療を経験してもらうという意味から，ほとんどのケースは，早い段
階から参加をお勧めしています。自分のことを言葉で表現できない患者さ
んが多いので，スタッフが患者さんのことを知るためにも，本人が自分の
ことを知るためにも，手を動かしたり身体を動かす場面はとても重要です。
SECTION 2の事例の作業療法の場面を見ていただくと，「診察室での言
葉だけでのやりとり」だけではいかに患者さんの全体像をつかみにくいか
が痛感させられます。

　Aさんの症例で示すように，「しゃべリハ」で話せるようになって退院
するのを励みに入院期間を過ごし，実際，自分の気持ちを話せるようにな
って退院する方もいらっしゃいます。

⑦病棟スタッフミーティング

　摂食障害の患者さんの入院中は，関係職種が週1回集まり，さまざまな
情報共有や問題解決を図ります。摂食障害には，「スプリッティング」（分
裂）という心理的特徴がみられることが少なくありません。主治医と看護

師に違うことを言っているとか，看護師の中でも，特定の人には打ち明け話，たとえば外出中に過食嘔吐がたくさん出てしまったなどと話しても，他の人には黙っているなどの現象です。このように情報がばらばらでは，治療に関する判断ができませんので，定期的にミーティングをして情報を共有しておくことが大切です。ミーティングに参加するメンバーは，直接本人にかかわる人を中心にしています。

4. 治療の期間

　入院期間は4週間としています。さまざまな事情で若干ずれることはありますが，入院日に退院日が大体決まります。「○kgになるまで退院できない」「それには何日かかるかわからない」という状況に比べると，入院を活用しようという気持ちで治療に臨める場合が多いように思います。そもそも治療を望んで入院する方が多いということもありますが，出口の見えない絶望感なく治療をスタートできることは，その後の治療の中でも，問題行動などを誘発しにくくするように思われます。

5. ワークブック，質問紙

　外来でも日々の生活パターンや過食した時間などを記録してもらうワークブックを使っていますが（『過食症の症状コントロールワークブック』［星和書店］参照），入院したら入院版を用います（巻末資料）。外来の段階で，過食症の症状の説明や，記録法の説明が掲載されたマニュアルを渡しています。症状モニタリングの方法にはいろいろあり，Fairburnの CBT-E では，ノートをいつも持ち歩いて，過食が出たらその場で書くというような方法を勧めています。これは「過食」に焦点を当てた記録法だと思います。群馬病院では，食だけではなく睡眠時間，活動時間なども含めて1日の様子を書いてもらっています。入院中は，食や睡眠は大体安定しますので，病院食を食べてみてどうか，入院前と入院後の生活の違いなどの「感想」が書かれます。ここに看護師がコメントしていくという形

になります。ワークブックに何か治療に役立つ新しい情報が書かれていた時は，本人から担当医に話すことを勧めるか，スタッフミーティングで話題にすることについて了解を得るなど，情報の共有に努めます。

　入院日と退院直前に質問紙の冊子を配布しています。質問紙としては，過食の程度を測定する Bulimia Investigatory Test, Edinburgh（BITE），摂食障害の症状の程度を測定する Eating Attitude Test（EAT），Eating Disorders Inventory-2（EDI-2）など，摂食障害に特化した質問紙と，不安の程度を測定する State Trait Anxiety Inventory（STAI），抑うつの程度を測定する Beck Depression Inventory‒Ⅱ（BDI-Ⅱ）などを用いています。治療スタッフは，日々患者さん本人に接しているので，日々の臨床においては，質問紙の点数より臨床場面での評価が優先されます。質問紙の得点は参考値にすぎません。しかし，感情の言語化が苦手で，対面では自分について語りきれない部分が多いケース，また，SECTION 2 の事例のように，質問紙を用いることにより，小さな変化が点数になって可視化できるケースなどもあり，質問紙は，研究用というだけでなく，臨床的にも大いに活用できるものだと思います。

（6）摂食障害ミーティング

　各職種の摂食障害担当者と外部から摂食障害専門の精神科医（西園）が参加して，月に 1 度ミーティングを開いています。摂食障害の患者さんが入院している場合は，ケース検討を行います。これ以外に，摂食障害に関する学習や研究も行っています。年度が替わるとスタッフも交代するので，使用している質問紙についての講義や，摂食障害に関するトピックの提供を行っています。摂食障害学会では発表するようにしており，学会発表に向けてのデータの整理や検討なども行っています。2016 年 8 月までに 72 回のミーティングを行いました。このミーティングから生まれた論文や学会発表には次のようなものがあります。

論文

*林公輔，西園マーハ文：精神科病院における摂食障害の治療．精神科治療学，27：1453-1458，2012

学会発表

*林公輔，西園マーハ文，橘田昌也他：精神科病院における過食症入院プログラム導入の試み．第15回日本摂食障害学会学術集会，2011.

*西園マーハ文：過食症の治療における入院治療の位置づけ．シンポジウム：過食症の入院治療を考える．第109回日本精神神経学会，2013.

*林公輔，橘田昌也，濱田秀伯，西園マーハ文，白波瀬丈一郎，三村將：精神科病院における過食症短期入院プログラムの試み．シンポジウム：過食症の入院治療を考える．第109回日本精神神経学会，2013.

*林公輔，橘田昌也，濱田秀伯，西園マーハ文，白波瀬丈一郎，三村將：精神科病院における過食症短期入院プログラムの試み－中間報告－．第17回日本摂食障害学会，2013.

*柳田真希，小板橋弥佳，林公輔，橘田昌也，西園マーハ文，濱田秀泊：群馬病院における摂食障害患者の就学・就労についての調査研究．第18回日本摂食障害学会学術集会，2014.

*高橋光代，遠藤美由紀，西園マーハ文，濱田秀泊他：過食症短期入院プログラムにおける看護師の関わり〜セルフヘルプ援助〜．第18回日本摂食障害学会学術集会，2014.

*林公輔，西園マーハ文，河上純子，木之下みやま，相田信男，三村將：精神科病院における摂食障害治療①摂食障害入院プログラムがもつ精神療法的側面に関する考察．第19回日本摂食障害学会，2015.

*柳田真希，小板橋弥佳，河上純子，木之下みやま，林公輔，西園マーハ文，相田信男：精神科病院における摂食障害治療②摂食障害に関する，群馬病院職員の意識調査．第19回日本摂食障害学会，2015.

*金井希斗，小野敦子，三本木彩絵香，小林佑貴乃，石川見佳，柳田真希，林公輔，西園マーハ文，相田信男，三村將：精神科病院における摂食障害治療③単科精神科病院で神経性やせ症を診る－その工夫と限界－．第19回日本摂食障害学会，2015.

*重田理佐，林公輔，西園マーハ文：精神科病院における摂食障害治療④摂食障害デイケア開始における困難－関われなさをめぐって．第19回日本摂食障害学会，2015.

*金井希斗，林公輔，重田理佐，田村将晃，星野大，小林佑貴乃，瀧澤有加，西園マーハ文，野島照雄，三村將：単科精神科病院で入院治療を行った神経性やせ症の2例（精神科病院における摂食障害治療1）．第20回日本摂食障害学会，2016.

*星野大，重田理佐，金井希斗，西園マーハ文：臨床心理士による個別心理教育場面を活用して治療同盟を築く過程（精神科病院における摂食障害治療2）．第20回日本摂食障害学会，2016.

*重田理佐，星野大，林公輔，金井希斗，那須理絵，西園マーハ文：グループになじめない人達のグループ－意義と課題－（精神科病院における摂食障害治療3）．第20回日本摂食障害学会，2016.

心理教育の参考資料

*鈴木眞理，西園マーハ文，小原千郷：摂食障害：見る読むクリニック．星和書店，2014.
（神経性やせ症，神経性過食症の症状と治療について，当事者と家族向けに図を用いながら解説した本です。神経性やせ症，神経性過食症それぞれのケース，また，臨床心理士の援助を受けているケースの計 3 例の模擬患者さんの診察場面の DVD がついています）

5. 過食症短期入院治療プログラムの「適応と禁忌」

　このプログラムは，個々の患者さんのニーズに合わせた治療を目指して
はいますが，神経性過食症という診断のすべての患者さんに向いていると
は限りません。表8に，このプログラムによる治療が勧められる状況と勧
められない状況を挙げてみました。まず，本人のセルフヘルプを援助する
ことを中心に置いている治療ですので，本人の治療に対するモチベーショ
ンが低ければ，なかなかうまくいかないと思います。SECTION 2 の事例，
A さんと B さんは，比較的長く症状を持っている方々です。罹病期間が
長いことは特に問題にはなりません。治療には，治療へのモチベーション

表8　プログラムが勧められる場合，勧められない場合

	プログラムが勧められる状況	プログラムが勧められない状況
本人の因子	・本人に，症状コントロールに取り組みたいという意思がある ・自分が取り組むべき課題がはっきりしている ・身体状況が極端に悪くなく，病院食の全量摂取を勧められる ・抑うつや衝動性などが極端に強くなく，症状モニターなどを勧められる ・少なくとも2〜3週間は学校や仕事を休める時期である	・本人がまだ症状コントロールに真剣に取り組む決心がついていない ・病棟の基本的なルールが守れない ・身体状態が安定せず，全量摂取を勧めると，リフィーディング症候群や身体合併症悪化などの危険がある ・アルコール乱用など，過食のコントロールに取り組む前に解決すべき症状がある ・抑うつや衝動性などが強く，食に関する症状や自分の心理を観察することができない，あるいは観察することで症状が悪化する可能性がある ・入院することで，学校生活や仕事上大きな不利が生じる
家族の因子	・家族も治療目的を理解し，治療に賛成している	・家族が治療に疑問を持っている

が必要ですが，「モチベーションがある人」と「ない人」とに二分される
わけではありません。経過の長い方でも，「モチベーションが高まる時
期」はあり，そういう時期にタイミングよく入院できると，入院をうまく
活用できます。例えば，Aさんは身体がどんどん悪くなっていく危機感，
Bさんは大学入学前に少しでもよくしたいという思いがモチベーションの
背景にありました。「家にいるよりはよさそう」「ちょっと環境を変えた
い」というような漠然とした理由よりは，このようなはっきりしたモチベ
ーションがある方が治療は進みやすいと思います。

　治療については，ある程度，現実的なイメージを持っていることも重要
です。それまで未治療で，入院したら病院がすべての問題を解決してくれ
るという期待をもって入院しようという方には，むしろ外来治療を試して
自分の問題を確認してからの入院をお勧めする方がよいと思います。単に，
過食嘔吐を止めるというだけでなく，その背景を振り返りたいという気持
ちがあって入院できれば理想的です。

　また，アルコール乱用，うつ病，境界性パーソナリティ障害などにより，
病棟の基本的なルールが守れなかったり，症状モニタリングが負担になっ
たり，自分を振り返ることが混乱をもたらすような場合は，このプログラ
ムは勧められません。さらに，3食をきちんと摂ることが基本になります
ので，リフィーディング（再栄養）症候群（慢性の低栄養の後，急速な栄
養補給を行う際に生じる心不全などの症状。低リン血症が関連するとされ
る）が懸念されるような低栄養の場合は不向きです。過食と嘔吐があって
低体重のケースにおいて，最初に身体治療を中心とした治療を行い，身体
が安定した後に引き続き本プログラムに移行する方法がよいか，あるいは
身体的にある程度安定した段階で一旦退院として，後日プログラムのため
の入院という形にする方がよいかは，群馬病院でもまだ試行中です。

　入院をうまく活用できるかどうかは，経済的な問題がないかどうか，ま
た家族の理解が得られるかなどにも影響を受けます。家族が「入院なんか
無駄。本人が強い意志をもって過食を我慢すればいいだけ」と思っている

　ような場合は，家族の理解を得てからの入院の方がよいと思います。家族が，精神科の治療についてイメージがわかない場合は，病院を見学していただくのもよい方法です。

　どのような治療が提供できるかは，それぞれの病院の治療資源によっても違ってきますので，各病院の現状に合わせて「適応」を決めていただければと思います。

SECTION1 の参考文献（P.50～51 以外）

1 ）American Psychiatric Association: Diagnostic and Statistical Manual of Mental Disorders 5th ed. American Psychiatric Association, Washington DC, 2013.（高橋三郎，大野裕監：DSM-5 精神疾患の診断・統計マニュアル．医学書院，東京，2014.）

2 ）Ando, T., Ichimaru, Y., Konjiki, F. et al.: Variations in the preproghrelin gene correlate with higher body mass index, fat mass, and body dissatisfaction in young Japanese women. Am. J. Clin. Nutr., 86: 25-32, 2007.

3 ）Fairburn, C.G.: Overcoming binge eating. The Guilford Press, New York, 1995.

4 ）Fairburn, C.G.: Cognitive behavior therapy and eating disorders. The Guilford Press, New York, 2008.（切池信夫監訳：摂食障害の認知行動療法．医学書院，東京，2010.）

5 ）Fairburn, C.G., Cooper, Z., Doll, H.A. et al.: Transdiagnostic cognitive-behavioral therapy for patients with eating disorders: A two-site trial with 60-week follow-up. Am. J. Psychiatry, 166: 311-319, 2009.

6 ）Garner, D.M.: Eating Disorder Inventory-2; Professional Manual. Psychological Assessment Resources, Inc, Florida, 1991.

7 ）石川俊男，中井義勝，鈴木健二，鈴木裕也，西園文編：摂食障害治療ガイドライン2005．マイライフ社，東京，2005.

8 ）中井義勝：Eating Disorder Inventory（EDI）を用いた摂食障害患者の心理特性の検討．精神医学，39：47-50，1997.

9 ）中井義勝：Eating Disorder Inventory-2（EDI-2），大食症質問票 Bulimic Investigatory Test, Edinburgh（BITE）の有用性と神経性大食症の実態調査．精神医学，40：711-716，1998.

10）西園文（編著）：摂食障害のチーム医療～精神科医療・栄養指導・看護・スポーツクリニックによる“からだづくり”．女子栄養大学出版部，東京，1999.

11）西園マーハ文：摂食障害 心と身体のケアアドバイスブック（シリーズ ともに歩むケア 2）．精神看護出版，東京，2005.

12）西園マーハ文：摂食障害のセルフヘルプ援助：患者の力を生かすアプローチ．医学書院，東京，2010.

13）西園マーハ文編著：摂食障害の治療．専門医のための精神科臨床リュミエール第Ⅲ期28巻．中山書店，東京，2010.

14）西園マーハ文：摂食障害治療最前線：NICE ガイドラインを実践に活かす．中山書店，東京，2013.

15）Palmer, R.L., Birchall, H., McGrain, L. et al.: Self-help for bulimic disorders : A randomized controlled trial comparing minimal guidance with face-to-face or telephone guidance. Br. J. Psychiatry, 181: 230-235, 2002.

16）Robinson, P.H.: Community treatment of eating disorders. John Wiley & Sons, Ltd, Chichester, 2006.

17）Schmidt. U., Treasure, J.: Getting better bit（e）by bit（e）. A survival kit for sufferers of bulimia nervosa and binge eating disorders. Routledge, Hove, 1993.（友正人，中里道子，吉岡美佐緒訳：過食症サバイバルキット一口ずつ，少しずつよくなろう．金剛出版，東京，2007.）

18）志村翠，堀江はるみ，能野宏昭他：日本語版 Eating Disorder inventory-91 の因子構造について．行動療法研究，20：62-69，1994.

19）摂食障害治療ガイドライン作成委員会（代表：中井義勝，永田利彦，西園マーハ文編）：摂食障害の治療ガイドライン．医学書院，東京，2012.

20）Treasure. J., Schmidt, U., Troop, N. et al.: Sequential treatment for bulimia nervosa incorporating a self-care manual. Br. J. Psychiatry, 168: 94-98, 1996.

※この本の治療研究で使用した EDI-2 は，EDI-2 日本語版（国立精神・神経医療研究センター精神保健研究所心身医学研究部版）です。BDI-Ⅱは，日本語版 BDI-Ⅱ（日本文化科学社，2003），STAI は，新版 STAI（State Trait Anxiety Inventory-form JYZ，実務教育出版，2000）を使用しました。

事例紹介

　この章では，2例の患者さんの入院経過をお示しします。どちらも経過は長い方ですが，「症状を何とかしたい」という動機があって，入院を希望した方です。さまざまな職種のかかわりを通じて，4週間の入院プログラムでどのような変化があったかを見ていただければと思います。

（プライバシー保護のため，事例の詳細については，一部を変更しています。倫理的配慮については，「刊行にあたって」（iv）に示しています）

1. Aさんの入院治療〜変化は起きる〜

（1）はじめに

◎ Aさん　40代女性　DSM-5診断，神経性過食症

　Aさんは，10代から体重の増減がありながら，その後，結婚，出産もされたのですが，ここ数年摂食障害の症状がコントロールできなくなってきた方です。これまでさまざまな医療機関で治療歴がありますが，本人の生活習慣を変えるには至らなかったようです。体力のなさを自覚し，生活の立て直しのために入院を希望して来院しました。本人の希望で入院となった形ではありますが，「急には変わらないだろう」という気持ちも強い

方でした。入院当初は，「下剤を 4 錠飲まなくては便が出ない」「体重は 48kg 以内でなくてはいけない」などこだわりを持っている方でしたが，4 週間の入院生活で，いくつかの変化を体験しました。摂食障害の患者さんは，自分で生活のルールを決めてしまいがちですから，患者さんにとって，「変化」を体験するのはとても重要なことです。A さんの入院経過と，退院後 7 ヵ月間の外来での様子をさまざまな職種から紹介しながら，どのような変化があったか考えてみたいと思います。

（2）治療の概要

1.　入院までの経過

　A さんは 40 歳代の女性で，ご主人とお子さんの 3 人暮らしです。生育歴には特別なことはなく，身体的な既往歴も特にありません。中学校 3 年生の時に「周りに比べて自分は太っているのかもしれない」と思い，食事制限のダイエットを始めました。目標を達成したためすぐにやめたもののリバウンドし，食べたい気持ちも強くなり，どのように体重を保てばよいのかもわからなくなってしまいました。

　その後，夏にやせて冬に太るということを繰り返していましたが，病的な範囲ではなく，結婚もして出産もされました。X-12 年に仕事を始めましたが，仕事内容がハードで人間関係もストレスに感じるようになり，そのうちに仕事帰りに過食をするようになりました。食べながら帰ったり，家族に隠れて過食したりしていました。このようなことがあると，体重が増えないように，翌日何も食べなかったり，下剤を使ったりするようになりました。家事は何とかできていましたが，仕事は休職せざるを得なくなり，近くの精神科で摂食障害とうつ病であると診断されました。

　その後，何とか仕事には復帰しましたが，過食と下剤乱用は続きました。通院しても何も変わらないという思いから通院は自己中断してしまいました。X-3 年頃には下剤乱用がひどくなり，新たに嘔吐も頻繁になり，仕事

もできなくなりました。この頃は生理も止まっていました。X-2 年には，ある精神科病院に 2 ヵ月ほど入院しましたが，退院後には過食と下剤乱用が再開してしまいました。下剤の量は増えていき，胃痙攣を起こしたり吐血をしたり，トイレから出られないことも重なり，X-1 年には仕事を辞めました。下剤乱用のために常に腹痛があり，寝たきりのような生活になったため，X 年 Y 月に当院を受診し，入院プログラムを利用することを希望しました。外来は初診だけで，入院となりました。入院時の BMI は 17.8kg/m² でした。検査上は血清カリウムは正常下限でしたが，それ以外に特別な所見はなく，身体的には当院の病棟での治療は可能と判断しました。下剤使用歴から，低カリウム血症も予測されましたが，腹痛の割には，下痢はひどくなかったのかもしれません。なお，経過を通じて，当院では，向精神薬は使用しませんでした。

　入院前，入院について，家族からではなく A さんが直接外来看護師に電話をしてきたことがあったとのことです。外来スタッフは，摂食障害患者でそのような電話をしてきた人は初めてだったため，驚いたようでした。治療意欲は高かったと思われます。

2．入院経過

　入院当初は緊張している様子でしたが，すぐに病棟生活に慣れ，1 日 1,800kcal の食事も完食することができました。入院 3 日目には「朝ご飯をこんなに食べたのは何十年ぶり」「生理が来た！　本当に驚いた」。入院 9 日目には，「食事の前におなかが空くという感覚が戻ってきた。ものすごく久しぶり。気持ちいい空き加減」などの報告があり，入院から早い時点で変化を実感したのも治療動機を保つ要因になったかもしれません。入院 4 日目のワークブックには，「家での生活と違うのはどんなところ？」を振り返っていただく項目がありますが，過食や下剤乱用がないこと以外に，過食や下剤購入のためのお金の浪費がない，下剤乱用でトイレにこもる時間がない，本に集中できた，食べ物のことを考える時間が減ったなど

が記されていました。

　他の患者さんとの交流はそれほど多くありませんでしたが，スタッフとの面談時には表情豊かに話していました。担当医との面接では，やせていたい願望が強いことや，下剤に依存していること，数値にこだわることなどが語られました。また，仕事や義理の両親の介護が大変だったことが，過食および下剤乱用の増悪のきっかけになったかもしれないということも振り返りました。栄養士との面接では，普通の人でも１日に１〜２kgは体重変動があることを知って安心したことや，これまで片栗粉を敬遠していたがとろみのある食事をしても体重が増えないことにびっくりしていると話していました。作業療法の場面では，他の患者さんと自然に，感情を交えて話ができていました。

　当初彼女を苦しめていた「食べたからには出さないといけない」などのこだわりは，入院後徐々に和らぎ，食事や体重以外のことにも気持ちを向けることができるようになりました。気持ちに余裕が出てきたと話し，退院前には「入院前は下剤が命だったのに今はやめたいと思っている」と笑みを浮かべていました。退院時の BMI は 18.3kg/m² でした。処方は下剤のみで，向精神薬の処方はありませんでした。

3. 退院後経過

　退院した当初は「全然安心していない」「10 年も過食していたので退院して２週間で治ったとは思っていない」と言っていましたが，過食や下剤の乱用もなく，安定して過ごしました。「不思議なくらい安定している」「入院してボディイメージの歪みを変えてもらったのが大きい。『こうじゃないといけない』という考えを治してもらった感がある。嫌だったことも受け入れられている。ゆるく考えられるようになった。考える幅が広くなった」と語り，通院の頻度も１ヵ月に１回程度になりました。「もう普通の人だと思う」という A さんは，退院後７ヵ月ほどして仕事を始め，通院も終了となりました。

4. 体重の推移

	BMI（kg/m^2）
入院時	17.8
1週目	18.7
2週目	18.1
3週目	18.1
退院時	18.3

　入院時は，低体重ではありましたが，極端な低体重ではありませんでした。4週間の入院により，1.4kg増加しました。わずかな増加のようですが，本人がこれ以上は超えられないと言っていた体重を少し超え，それでもパニックにならないことを体験をしたのはよかったと思います。

5. 担当医からのコメント

　プログラムへの適応のよさから，当初は，過剰適応がむしろ問題なのではとも思いましたが，その後の経過は，過度に緊張することもなく，さまざまな変化を体験できたようです。プログラムの持つ受容的な側面に抱えられる中で，これまでの考え方を修正していったようでした。入院までは，その時その時の安心のために続けてきてしまった下剤乱用などの行動を，入院によって一旦やめざるを得ない中で，新しい考え方や生活パターンを身につけることができたと考えられました。

（3）看護の立場から

1. 入院の概要

　期間：X年Y月8日〜Y＋1月6日（29日間）

入院形態：任意入院

病室：個室

食事：1,800kcal 食　ホールで他患と一緒に食べる

面会：家人のみ面会許可・差し入れは食べ物，下剤なし

外出：入院 2 週間は原則控える

おやつ等病院食以外の食：週 2 回 1 回 500 円まで

体重測定：週 2 回　月曜日，木曜日

看護方式：プライマリーナーシングとチームナーシングの併用

2. 病棟生活

①プログラムへの導入期

　身だしなみは整い，おしゃれな感じの方でした。入院当初は今までの生活スタイル，食事，下剤，ボディイメージに対してのこだわりや不安が強かったようです。入院後，本人が記載したワークブックには，

- ・入院前の生活スタイルやプログラムに則った現在の生活スタイルについて
- ・以前のこだわりや心身状態の比較
- ・過食していた当時と現在の心境について

など細かく記載されていました。過食症治療プログラムをきっかけに自分と向き合って振り返ることができており，自己肯定感の向上が伺えました。

　「これまでの生活リズム」のページには，仕事がある日は何とか 3 食を口にするものの，夕食後は過食をし，休日は，腹痛で寝たきりになりながら，下剤乱用と過食で 1 日が過ぎていた様子が書かれていました。

ワークブックの中の入院前の典型的な１日（仕事のある日）の例（少し表現を変えています）

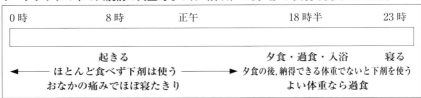

「理想の生活リズム」については，詳細は書かれておらず，「夜，過食しないようになりたい」ということだけが書かれていました。

②食事・食後

食事は入院当初，他患に背を向け，ホールの隅のテーブルで１人で食べていましたが，他患から話しかけられ，徐々に交流を持ち，笑顔で他患とテーブルを囲むようになってきました。食後30分はホールかライブラリー（TV，書籍，新聞が置いてある共有スペース）で過ごしていただく約束も守られており，嘔吐や過活動することもなくホール内の掲示板を見たり，新聞を読んだりして過ごしていました。

③便秘・下剤

入院当初は下剤を毎回４錠希望し，服用していました。その後，自ら３錠に減量し始め，入院12日目には「とりあえず２錠だけで様子をみてみます」と，下剤を減らしながら排便コントロールを試みようとする変化が現れました。また，「マッサージして出してるんです」と，下剤以外で自然な排便を試みようと努力している様子もみられました。

さらに「自分の中では，お通じがあるかないかということがとても大き

い出来事だが，それを 1 日出なくても大丈夫と気楽に少しずつ考えられる
ようになった」（ワークブックより）と，下剤使用に対しての強いこだわ
りや，排便がないことへの苛立ち等が徐々に軽減され，気持ちに余裕が現
れてきました。

　④おやつについて

　入院時の約束の通り，週 2 回で 1 回 500 円まででしたが「コーヒーをた
くさん飲むから，コーヒー代はおやつの 500 円と別枠にしてほしい」と本
人から要望がありました。主治医からはおやつ代で賄うようにと伝えられ，
本人も了承されました。売店日にはコーヒー，キャラメル，チョコを購入
し「食事の物足りなさは，この 1 週間はチョコ，クッキーとかで補充して
いる」と主治医との約束の範囲内で食事の物足りなさを補うことができて
いました。また「陰で隠れて過食したいとまでは思わない」とセルフコン
トロールできていました。

　⑤体重測定について

　週 2 回（月・木）の体重測定時は，「薬で水を飲む前にお願いします」
と，少量の水によって数値が高くなることも好まない様子でした。

　入院後，「普通の食事」と「普通の生活」（下剤を使わない生活）を送る
ことができていることを肯定的に実感しつつも，下腹部の膨らみが気にな
ることや「出してスッキリしたい」という思い，さらに，便意がないこと
や体重増加への不安が強く表出されていました。

　入院当初，本人が目指す目標体重について「希望する体重は 46kg で，
下剤で 44kg になったのが快感になり，それ以降 44kg でいたいと思って
いる」と語っており，44kg よりも絶対に太りたくないと言っていた A さ
んでしたが，入院 10 日目の体重は 48kg でした。これに対して，「入院前
なら 48kg という体重は，太っている‼　そこまで増えたくない‼　許せ
ない‼　と思う，あり得ない体重。48kg になったら？　と考えるだけで
も，不快で苦痛で怖かった。でも，今時点では『48kg かぁ〜』とは思う
が，気楽に考えられる。ゆる〜く思える」（ワークブックより），と現在の

体重を受容できている心境変化がみられました。

体重測定に対しても，「生理中でもあり，日によって状態は違う。いろんな意味で様子をみようと思う」と冷静に考えられていました。

⑥他の患者さんとの関係について

Aさんが入院していた当時の環境として，ストレスケアエリア25床のうち，多くはうつ病の患者さんで占められ，その他に神経症圏（強迫性障害など）の患者さんもいらっしゃいました。デイホールでは，TV鑑賞や食事をはじめ，作業療法が行われたり，患者さん同士の交流もみられるなど，ほどよいにぎやかさという雰囲気だったと記憶しています。Aさんの入院当初は，他患者さんから話しかけられることに「いきなり来られるとダメなんです。食事も1人でゆっくりと食べたい」と困っている様子でした。

しかし次第に，「人に会う，話しをする，ということがこれまでできなかったが，今は少し気楽に考えられるようになってきた」（ワークブックより）と，他人に対しての苦手意識に変化が現れはじめました。

他患者に背を向けて1人で摂取していた食事も，次第に他患者と交流しながら摂取するようになってきました。活動性も徐々に上がり，はじめは消極的だった作業療法が，ビーズストラップ作製をきっかけに「すっかりはまった」と，積極的に参加するようになってきました。

また，作業療法中も，他患者と交流しながら取り組む姿も目立つようになりました。後半ではスモールグループにも参加し，他患と自然なコミュニケーションができるようにもなりました。

⑦外出・外泊について

入院当初は日常のほとんどが食事と下剤のことで頭が一杯でしたが，院内散歩には「予定より早く許可が出て嬉しく思う。作業療法も，何かやってみたいなと思った」と前向きな気持ちの変化が見られました。院内散歩によって活動範囲が広がり，気持ちを切り替えられる何かを自ら見つけたいという様子が見えました。その後もほぼ毎日院内散歩へ出掛けていまし

たが，院内散歩中の過食はみられませんでした。

　入院中，外泊や院外への外出の希望はありませんでした。

　⑧退院時の様子〜こだわりへの気付き〜

　退院の前日，「自分はズボラな人だと思っていたが，主治医に『真面目な人』と言われて，そうかもしれないと思った。1つのことにこだわるとやり過ぎてしまう。退院したら気を付けたいと思う」と，自分自身の傾向についての気付きもあった様子でした。

3.　ワークブックへの取り組み

　①ワークブックに対する態度

　ワークブックについては，以前日記のようなものは書いてきたことがあり，あまり負担にはなっていないようでした。不安やいらだち，そして気持ちの変化などを表出することができていました。最初はワークブックの記載内容は「過食と排便」で埋められていましたが，だんだんと自分の入院前の生活を振り返ったり，家族のことに思いを馳せたりできるようになってきました。4週間の経過中，何も書けないという時期はなく，よく取り組んでいました。

　ワークブックには，「全部食べて，体重が増えないか」「48kgになっていないか不安」「下剤を飲まないでも便が出るか」など，主に食事・体重・排便についての考えが記載されていましたが，「今の状況を脱したい」「どうにかしたい」との意思の記載もありました。そのようなAさんの意思を実現するため，プライマリーナースを中心に，ワークブックへの積極的な取り組みを行いました。

ワークブックに記載された生活リズムの例（入院後12日目）

0時	6時	7時	8時	10時	正午	15時	16時	18時	20時
	起床	朝食	ワークブック 院内散歩		昼食	入浴 TV 読書	面接	夕食	就寝

②ワークブックを介したAさんと看護師（Ns）のやり取りの一例

★3食食べても太らないことについて

Aさん：「病院の食事は美味しいです。3食全部食べても太らないだろうか。今，普通に食べてることができているのかな」

Ns：「病院の食事は毎日のメニューを管理栄養士さんが患者さん一人ひとりのことを考えて作ってくれています。入院生活の中で基本的な食事のペースをつかんでいけるようお手伝いします。頑張っていきましょう」

★空腹感について

Aさん：「食事が近づくとお腹が空く。気持ちいい空き加減。ここ何年もこのお腹が普通に空くという感覚はなかった」

Ns：「お腹が空いて，美味しくご飯が食べられる，幸せなことですね」

ワークブックを介してAさんの思いや不安を共有，共感し，セルフヘルプ能力の向上とポジティブフィードバックで支援しました。

③やり取りの中で気を付けたこと

そしてワークブックを介する関わりの中では，こだわっている数値・量について批判的にならないように説明し，そこに書かれている本心や健康的な部分（例えば「下剤を飲まないような生活にしたい」など）についてもワークブック上でやりとりしました。次第にワークブックには「48kgでいいんじゃない？」「今の自分を受け入れられる」との記載が増えていきました。

④ワークブックのやり取りと，日々の看護の中でのやり取りの関係

ワークブックの内容についてスタッフもその内容に触れ，Aさんからスタッフに口頭で相談してくることもあり，それが問題解決につながるこ

ともしばしばでした。また，約10年のほとんど引きこもりの期間もあり，新しい環境への適応が難しいのではないかと思われましたが，ワークブックの使用は，スタッフに話しかけるタイミングがつかめない時でもスタッフに思いが伝えられるなど，コミュニケーションの助けになったのではないかと思います。

4.　看護師から見た印象

プライマリーナースとのワークブックには，排便がないことへの不安の訴えが多かったり，下剤へのこだわり等が表現されていましたが，全体的にはしっかりと主治医との約束事も守れ，担当ではない看護師からも安心して見ていられる患者さんでした。

例えば，「昨日は4錠飲んだけれど，それじゃあ効かないような……」と，決められた量より多く下剤を希望するような発言がありました。「昨日は5回以上排便があったみたいですね」と看護師が伝えると，「それは，前に飲んだ下剤が残っていたからだと思います。今日はこのままこれ以上追加しなくて，出るかな？」と気にしながらも，下剤は主治医の指示通り（1～4錠）の範囲内で服用し自制することができていました。

入院前の病棟見学と入院時には夫が同伴していました。入院前の病棟見学の際，夫はあまり関心がなさそうな様子が見受けられました。夫について，Aさんは，「働き者で子煩悩，頼りがいがある。私のことを呑気だと言う。夫が疲れてしまうと思い，病気の相談は一度もしたことがない」と話していました。

主治医との面接で「夫はもっと早く治ってほしいと思っている。もっと話せていたらもう少し楽になっていたかも。でも，どういう反応をするか心配。嫌われたくない」「夫は両親の介護には協力的だが，自分の病気には無関心。報告をいろいろしたいのに連絡がとりにくい」と，これまで言えなかった思いを話すようになりました。入院期間中に，面会は1回でした。Aさんは，入院日数を重ねて，家を離れた環境の中で，摂食障害と

向き合ううちに夫への思い（本音）も看護師には表出できるようになってきたように思われます。

　また，入院当初「下剤乱用しないで毎日排便があるだろうか心配。今日は食べることよりこっちの方が不安です」とワークブックに記されていましたが，「徐々に，食物のことを考えることが減ってきた。何かに参加しよう，人と話をしてみようと少し思えるようになった」。さらに「今は下剤なしにしたい，入院前は下剤が命の次に大事だったのに，今はやめたいと思っている。ふつうの身体に戻りたい。何で下剤に手を出したのか，どうしてだったのか，あまり覚えていない……。仕事のストレスと自宅での介護とのダブルパンチが原因かも……」と過食に至る動機を振り返るなど心理面に大きな変化がみられました。最終的には体重 44kg のこだわりがありながらも，48kg を超えた自分を受け入れられていました。

（4）作業療法の参加状況と作業療法からの考察

・作業療法は主治医からの特別な制限がない限り，積極的に参加をお勧めしている。
・4 週間という短い期間を有効に活用し，退院後の生活につなげるため，若干低体重のケースに実施することもある。
・プログラム設定は患者の希望とセラピストのアセスメントを基に，両者で相談しながら決める。

OT スケジュール

午前		リラクゼーション	OT 室	アートセラピー	しゃべりハ
午後	創作活動		園芸		軽スポーツ

OT：Occupational Therapy 作業療法

主な OT プログラム内容

創作活動：90分，病棟内ホール，オープングループ，5 ～ 10 名前後，テーブル使用
裁縫，編み物，ビーズ，ペーパークラフト，塗り絵等各自の興味，関心に合わせ提供。物つくりを介し，他者との交流の機会を持ったり，気分転換や居場所としての活用ができるようにサポート。
リラクゼーション：45分，病棟内ホール，オープングループ，8 名前後，円形，椅子＆立位
ヒーリング音楽とアロマによる静かな環境の中で，呼吸法，筋肉の緊張―弛緩，ヨガ，イメージ誘導法などを通して心身のリラックス状態を探索。セラピストがグループに情動調律しつつ言葉と動きで誘導。自分自身を内側から感じ，受容していけるかがポイント。
OT 室：90分，別棟OT室，他病棟の患者を含むオープングループ，15 ～ 30 名前後，テーブル
創作活動と同様の内容に加え，音楽鑑賞，ＤＶＤ鑑賞，読書，パソコン，トレッドミルやエアロバイクによる運動等が可能。病棟内活動より賑やかで雑多な雰囲気。
アートセラピー：60分，病棟内ホール，オープングループ，5 ～ 10 名前後，テーブル
雑誌，クレヨン，色鉛筆，折り紙，はさみ，のりなどをテーブルの上に広げ，それぞれに使いたい画材をつかって，コラージュや，絵，立体的な作品の制作を行う。テーマに沿って制作を行った後に言語化をし，制作を客観的に捉えたり，他者から認めてもらう体験を促していく。
しゃべリハ：60分，病棟外別室，クローズドグループ，3 ～ 5 名前後，円形，椅子
テーマの設定はせず自身の体験や感情を表現し他者に受容されたり，することにより信頼感や所属感を体験する。また自己理解を深めていくと共に参加者間の相互交流へとつなげていき，生活のしづらさを軽減するコツを獲得する機会として活用できるようフォロー。退院後，希望により継続参加が可能。

1. A さんの作業療法の参加状況

①入院～ 2 日目：初回インテーク

自室にいるところに声をかけ，ホールで OT の案内と週間予定を説明しました。美術部だったことを話してくれ，活動に興味を示す一方で「ずっと引きこもりで買物にも行けないような状態だったから人の多いところは……」とやや拒否的でした。無理なく参加できそうなものからで大丈夫と気持ちを共有しました。

②2 週間目：OT プログラム（リラクゼーション）に初参加／病棟外
　OT 室見学

初回リラクゼーションはやや硬い表情で始まりました。セラピストから提示される通り，両上下肢の末端部分から少しずつ力を抜いてほぐすこと

ができ，『何も考えないで，身をゆだねられちゃいました』と後に話していました。グループの中で他者に身をさらすことへの抵抗は強かったと観察されましたが，その中でリラックスできる安心感を味わえたことの意味は大きかったと思われました。翌日は病棟外OT室を見学しました。「昔から絵がやりたいと思ってたんです。鉛筆にしようかな」と希望を言い，入浴時間のため退室しました。

③ 3〜4週間目：自らOTプログラムに参加

2回目のリラクゼーションには積極的に参加していました。前回よりは，自ら動きを抑える傾向が軽減した印象でした。解放的で強く大きな動きは，やや攻撃的にも自己主張的にも感じられました。入院生活のストレスが高まっていた時期であったかもしれません。フラストレーションが非言語的に表出されていたと推察されます。3回目では，身体の軸が安定し，自己感の確かさが表現されていました。バランスのよい力の入り具合・抜き具合が，自然な情動の流れを示唆していました。構造化されたプログラム（枠）の中で安心して心地よくリラックスできることは，Aさん自身が自分の身体を安心できる器（枠）として体験することにつながっていった印象があります。

後に，おしゃべりはしても感情はあまり話さなかった，自身の傾向について振り返り，「『つらい』と言ってみようかな」と，今後の課題について前向きに思いめぐらしていました。

OT室や創作活動の時間では，希望していた鉛筆画に取り組み「思うようにいかない」と言いながら，それだけにこだわるのではなく，ビーズでの作品作りやパステル画をするなど新しい活動にも挑戦していました。夫や子どもにとビーズストラップを作り，他患からも出来栄えを褒められていました。

「最後に出る」と決めていた「しゃべりハ」に退院直前に参加しました。他メンバーたちとの自然なやりとりが見られ，来週退院になることを報告。「うれしさと不安が半々」と。「1日があっという間」と入院を振り返り，

「バランスのとれた食事が出てくるって幸せ」と語っていました。摂食行動についてうまく伏せつつも，感情を交えて自身のことを語られていました。「相談はしても，感情は伝えていなかった」という家族とのコミュニケーション・パターンを変えていくための予行練習になっていた印象でした。

2. 作業療法に関する考察

　入院当初には対人緊張も見られましたが，作業活動を行うことは，Aさんの緊張の軽減につながったように思います。これまで仕事と義理の両親の介護の大変さから，過食という病理行動で自分を満たしていましたが，入院という生活環境の変化をきっかけに，健康的に自分を満たす・癒すという修正体験ができたのではないでしょうか。また，作業療法の場では，摂食面の病理行動には直接触れず，作業活動を介することで，体重・食物から意識をそらすことができました。楽しめる時間が少しずつでき，うまくいかなくても気楽に取り組むという健康的な自己コントロール力を養う体験につながったと考えます。

（5）PSW の立場から

・病室で週1回の面接が基本。
・就労援助のニーズがあれば個別に対応。
・家族関係の調整や家族に援助が必要な場合は PSW が中心となって対応している。

1. 入院中の PSW の関わり

　入院の日にAさんから生活歴を聴取しましたが，ご主人が同席されていたため詳しく話ができなかったということで，1回目の面接では生活・現病歴について，もう一度お聞きしました。Aさんは，躊躇することな

くオープンに，生活や病気，家族関係について話しました。

　これまで病気のことを家族に相談したこともありましたが，これ以上言うと嫌われてしまうのではないかと思い，詳しいことは言えなかったとのことでした。家族に対して遠慮している様子が感じられました。入院する前は不安もあったとのことでしたが，摂食障害を担当している医師や看護師がいることで安心することができ，いろいろな話ができるようになったと語りました。

　2回目の面接では，入院してからの変化について語りました。入院当初は作業療法プログラムに出られなかったり，人と話もできず，部屋にこもりたいという気持ちの方が強かったが，入院してから気持ちに余裕が出てきて，他の人に興味があり，人と話したいと思うようになったとのことでした。また，すぐにではないが，いずれは仕事をしたいとの希望がありました。これまで続けてきた仕事ではなく，違う仕事もやってみたいと話すなど，他のものにも興味関心が向けられるようになりました。前回の入院では，退院後すぐに復職し，それに伴って過食に戻ってしまったため，今回は自宅で落ち着いた生活ができてから考えることにしました。前回の反省点を踏まえ，冷静に判断ができていると感じられました。

　3回目の面接では，退院後に安定した生活が送れるかどうか心配だということが語られました。自分のペースでやっていきたいが，そのことをご主人がわかってくれるかどうかと心配をしていました。しかし今までは言いたいことが言えなかったので，時間がかかるかもしれないが自分の意見も言おうと思うと話していました。

　4回目の面接では，今回の入院の振り返りを行いました。気持ちに余裕が出てきて，生活の見直しができたようでした。体重や下剤へのこだわりがなくなり，考え方に変化が見られました。併せて，自分自身を見つめ直すきっかけにもなったように感じられました。

　今回は1週間に1回，10～15分程度，Aさんの自室にて面接を行いました。PSWとの面接では特にテーマが決まっていないことをAさんに伝

え，入院中に感じたことや困っていること，退院後の生活のことについて面接を行いました。Aさんは差し迫って就労援助の必要性はなく，社会資源の導入も必要なかったため，PSWとして福祉につなげることはしませんでした。

　ご主人は子煩悩で働き者であり，いつも忙しそうにしている人と本人が話していました。そのため夫が疲れてしまうと思い，これまで病気のことを相談したことがなかったということでした。本人は，自分のペースでやっていくため，夫にも病気のことをわかってもらいたい，と話していました。退院後はそれを目標にしました。

（6）管理栄養士の立場から

・入院中1ヵ月間に栄養指導2回。その後外来にて月に1度の栄養指導3回。
・食事内容：入院初日から退院まで「常食1,800kcal」。
・できるだけ全量摂取を促す。
・入院中の体重：週2回の体重測定を行った。しばらくは横ばいだったが，退院前に若干増加。

1. 1回目の栄養指導（入院12日目）≪数値へのこだわり。間食・便秘への悩み≫
　入院して12日経過し，食事はほぼ摂取できていましたが，体重や食品において数値へのこだわりが強く，やせていることが自信につながっている様子がうかがわれました。入院前の食に関する本人のルールは下記の通りでした。
　・食事のこだわり：食品を必ず計量。
　・その他のこだわり：1日1回すっきり排便しなくてはならない。そのためには下剤が必要。

・ルールに関する本人のイメージ：このルールを崩すと太る。脂肪が増
　える。

　Aさんは，入院前は，逐一食品の重さ（g）を計量していたが，現在は
計量していないため，3食食べていることを「緩やかに」感じると話して
いました。また，今後は，他のこだわりも緩やかにしていきたいと話して
いました。一方，夜に間食したい気持ちがあることも訴えていました。

　栄養士からは，体重には日内変動があること，体重が増える＝脂肪が増
えることではないことを説明しました。また，便秘によい食習慣，間食の
カロリー，食べる時間帯，満腹になりやすい食事方法などについてお伝え
しました。

2．2回目（入院後22日目）≪体重への安心感・便について≫

　Aさんは，体重が0.3kg増加し，気にはなるが，日内変動があることが
わかっているので，あまり心配はしていないと話していました。「家では，
片栗粉でさえ料理で使用することを敬遠していたが，病院食であんかけ等
のとろみがついているものが多く，それでも体重の変動はなく驚いてい
る」と，入院での食事によって，こだわりが修正される体験になったよう
でした。腸は活発だが便の最後が出ないことが気になるとも話していまし
た。

　退院前ということを考え，栄養士からは，入院中の1,800kcalの食事の
詳細，バランスのよい献立の立て方，大体の食品の栄養価の目安を説明し
ました。ご飯・パン・麺などの主食量に関しては実際の食品を用いて説明
しました。退院時には，1,800kcalの食事についての資料を渡しました。

3. 退院後の外来での指導

①1回目（退院後32日目）≪入院で適量がわかり，退院後も困っていることはない≫

　退院して1ヵ月経った感想は，「あっという間」。食事は，普通の人が普通にしている感じ。下剤をいっぱい飲んでいたのが不思議。今もらっている下剤もゆくゆくはやめたいと話しました。順調な経過の秘訣として，入院生活によって，これくらいなら食べても大丈夫という目安がわかったこと，食べてもそれほど体重が増えないことがわかったこと，手元にある入院時のメニューを参照すれば安心して食事を準備できることなどが挙げられました。

　オリゴ糖と牛乳を混ぜたものを朝飲んでいる。排便に関しては少し気になることがあるものの，深刻に悩んではいないとのことでした。

②2回目（退院後60日目）≪顔色もよく，順調。便や血液検査についての心配≫

　顔色もよく，時折笑顔も見られました。退院して普通の食事を続けられていること，家族と外食に行った後も入院時のような普段通りの食事をしていることなどを話しました。排便については，「現在昼から夕にかけてあるので，仕事をするにあたって，朝に排便できるようにしたい。下剤乱用を10年していたのですぐに治るとは思っていないが」とのことでした。栄養士からは，①食事量が少なければ便の量も少なく，便秘になりやすいこと。②1日に1回出ないことが便秘ではないという一般的な説明を行い，まずは，朝のトイレの習慣をつけていくことを提案しました。病院での献立を参考にしたいという希望があったので，お渡ししました。

③3回目（退院後109日目）≪順調≫

　順調で，自分では完治したように思えると話されました。Aさんによれば，治療によって変化したところは，次のような点でした。

> ★便は下剤で出すものという考えが，食事ありきの排便という考えに
>   変わった。
> ★「これをすると太る」というイメージが修正された。
>   ・一見，「多い」と感じる食事を3食摂取しても太らない。
>   ・「あんかけ」を食べても太らない。
>   ・食品を逐一計量しなくても太らない。

4. 管理栄養士からの感想

　1度目の栄養指導は，Aさんもある程度病棟の環境に慣れつつあり，落ち着いていました。全体的には排便についての悩みが多かったように思います。最初は数値へのこだわりが強く，食品のグラムや体重も少しの差を気にしていたりしました。しかし，1日に体重の変動があることや食事の目安を入院中に学ぶこと，実際に1,800kcalの食事を摂取しても体重変動が少ないことを実感したことで，退院後も安心して入院中に学んだことを活かしていけたのではないかと感じました。また，Aさんは，食品のとろみをつける際に片栗粉を入れることは太ることというイメージがあるなど，さまざまな心配がありましたが，実際に食事を摂ることや，体験する機会があったことにより，そのイメージが変わったことを，本人自身で気付くことができたこともよかったのではないかと思いました。

（7）質問紙からわかること

　入院時と退院時，退院後3ヵ月後の外来で記入した質問紙の結果を示します（図2，3）。

BITE

　BITEは，過食嘔吐の程度を測定する尺度です。症状評価尺度30点満点中20点以上を過食症といえる範囲と考えますが，Aさんは，入院時は

23点でこの領域に入っています。また，重症度尺度は，5点以上が臨床
的に意味のある範囲で，10点以上を重症と考えますが，Aさんは入院時
は重症の領域です。ところが，退院時には，症状評価尺度は3点，重症度
尺度は0点になりました。過食や代償行動は著明に改善したと見てよいで
しょう。退院後3ヵ月でもBITE症状得点は低い状態が保たれています。

EDI-2

　BITEの点数が大きく減少していることから，過食嘔吐が減少している
ことがわかりますが，では，心理面はどうでしょうか？　入院中は，過食
嘔吐はできにくい環境ですので，BITEの得点が下がるのは，当然といえ
ば当然ですが，心理面の変化があるかどうかが重要なところです。EDI-2
の11のサブスケールを見てみます。11のサブスケールのうち，過食サブ
スケールは，BITEとほとんど同じく，食行動を見るものですので，過食
サブスケールが10点から0点に減じているのは，BITEとほぼ同じ現象

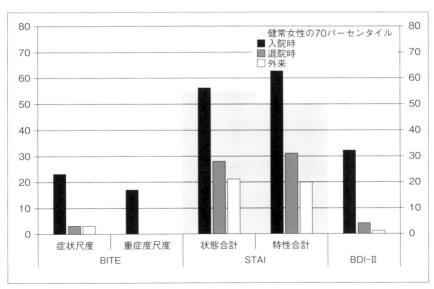

図2　AさんのBITEとSTAI, BDI-Ⅱのスコアの変化

を捉えているといえます。心理面のサブスケールの中のやせ願望，身体不満足という摂食障害特有の心理を見てみると，いずれも 13 点から 2 点，27 点から 15 点と大きく減少しています。身体不満足はゼロではありませんが，一般の方の範囲に入るくらいに減少しています。

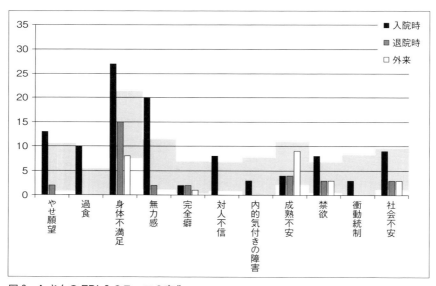

図3　A さんの EDI-2 のスコアの変化
EDI-2 については，p.18，表 4 参照
灰色の陰の部分は，日本における健常者の範囲（算出法は下記参照）
　　帯で示した部分は，群ごとの平均値・不偏分散を統合する方法（例：統計学用語辞典http://www.weblio.jp/content/ 群ごとの平均値・不変分散を統合する方法）をもとに国内の健常群を対象にした以下の論文の平均値・標準偏差（SD）を統合し，平均 ± 1SD の幅を示したものである。標準誤差が記載されているものについては，標準偏差を算出して統合した。
　　健常群としては，次の年齢層の対象が含まれる。
・草野 [1] ／女子短期大学生 243 名（18.7 ± 0.6 歳）
・中井 [2] ／健常群 53 名（学生，企業の職員，主婦）
・西園（未発表；2001）／一般女子高校 3 年生 278 名
・Tachi [3] ／Control 群 100 名（女子大学生 20.1 ± 1.5 歳）
・山口 [4] ／Control 群 121 名（女子大学生 20.64 ± 1.54 歳）

　やせ願望や身体不満足は，摂食障害のコアな症状で，なかなか変わりにくいものという印象がありますが，質問紙で見ると，4週間の入院で，図3のような変化が見られます。そのほかのサブスケールも入院により減少しているものがほとんどですが，特に無力感は20点から2点へ大きく減少しています。退院時の2点という得点は，健康な範囲です。下剤とおなかの調子に振り回されていた入院前のAさんの状態を考えると，大きな変化だと思います。「何をやっても変わらない」という気持ちで入院してくる患者さんも多いのですが，入院前後で，EDI-2に見られるような心理的特徴が，「動く」という体験をするのは大きな意味があります。逆に，変化がなかったのは，完全癖，成熟不安のサブスケールですが，これらはいずれも，入院時点の得点があまり高くないものでした。摂食障害の患者さんは完全癖が強い方が多い中，完全癖があまりないのは，Aさんの特徴と考えてよいと思います。

　退院後3ヵ月に外来を受診した時の様子を見ると，入院中に減少したものは，退院後さらに減少しているものもありました。身体不満足などです。過食，対人不信，内的気付きの障害，衝動統制は，退院時に既にゼロになっていましたが，やせ願望，無力感も，3ヵ月後の外来ではゼロになっていました。一方，成熟不安は点数が増えていましたが，これは，健常な若年者の範囲です。40代の方の成熟不安の正常値は，日本ではまだデータが少ないため，これを40代にしては高いとみるかどうかは判断が難しいところです。過食嘔吐に振り回された生活が一段落して，大人としてこれからどういう生活をしていこうか，という課題が表れてきたと考えることもできます。

STAI, BDI-Ⅱ

　不安やうつはどうでしょうか？　グラフに示すように，STAIの状態不安，特性不安ともに退院時は入院時に比較して減少しました。入院時の特性不安は，健常な範囲よりもかなり高い値でしたが，退院時には健常範囲

となり，退院後もさらに低下しています。BDI-Ⅱに示されるうつ症状も，退院時には大きく減少し，退院後3ヵ月ではほとんどゼロになっています。抗うつ剤はなしに，このような変化が見られたということになります

（8）Aさんのまとめ

　長い病歴ですが，今回は，本人にかなりはっきり治療への動機づけがあっての入院です。さまざまな職種との関係の中で，体重や便秘，食べ物に対するこだわりが和らいでいったのがわかります。質問紙の結果を見ても，4週間でかなりの変化が見られました。ほとんど健康な範囲まで点数が軽減している項目も少なくありません。

　治療動機があっても，「何をやっても変わらないのでは？」と半信半疑で入院してくる方も多いのですが，病棟のような，安全感が感じられる場所では気持ちも動くということが体験できるのは，入院の効果の一つだと思います。「家に帰ればどうせ元通りだろう」という悲観的気分ではなく，「入院中にはできたのだから，家でも工夫すれば変われるはず」という，よい体験として退院できるような援助をすることが重要だといえます。

　また，退院後，フォローできた範囲では，退院3ヵ月で元通りということはなく，心理面も含めてよい状態が保たれている項目が多いようです。今後この状態を長期に保てるかどうかは，これからの生活によります。今回は，遠方ということもあり，また，仕事を始めたということもあって，いったん治療は終了となっています。仕事復帰に際し，焦って前と同じ仕事に戻るのではなく，しばらく様子を見て自分の状態を確認できてから復帰できたのはよかったと思います。Aさんには，入院で体験した心理面の変化を保つには，このような緩やかな社会参加というのはよい選択だったと思います。

　今回の治療では，遠方のため，家族への援助はあまり積極的には行えませんでした。しかし，本人が入院中に「言いたいことを伝えるのがうまく

いっていなかったかもしれない」ことに気付いたのは大きな進歩だったと思います。また，今回の入院中にはあまり子育ての話題は出ませんでしたが，症状の改善と心理面の改善は，お子さんとの関係にも変化をもたらしているかもしれません。あるいは，今回の入院によって，初めて「言いたいことを伝える」態度で夫や子どもに向き合ってみて，改善すべき点を感じているかもしれません。今後，機会があればこのような点にも援助ができるとよいと思います。

2. Bさんの入院治療〜入院中の若干の「再発」から学ぶ〜

（1）はじめに

◎ Bさん　20代女性　DSM-5診断，神経性過食症

Bさんは20代ですが，小児期からの長い病歴があります。最初は拒食でしたが，過食と嘔吐が長く続いており，学校生活に困難があった期間も長い方です。今回は，本人が，大学に再入学して頑張るために症状をコントロールしたいという希望で受診されました。

入院に期待する一方，これまでも症状を繰り返してきたので，「いつ再発するか」という不安も抱えながらの入院でした。入院中若干の症状が見られましたが，それを失敗体験とせず，症状にどう対応し，この体験を退院後の生活にどのようにつなげていけるか考えてみましょう。

（2）治療の概要

1. 入院までの経過

本人が小学校の低学年の頃，父親が進行性の疾患を発病しました。仕事がうまくいかなくなり，家族に当たることも増えたようです。Bさんは，小学校5年生の頃，食事量が減り，体重が50kgから26kgに減少し，総合病院に入院しました。その後，小学校6年生の頃から過食が見られるようになりました。中学校に入っても過食は続き，学校も不登校がちでした。過食で腹痛が起きて救急外来を受診するようなこともありました。そのような中でも一生懸命勉強し，第一希望の高校に合格しました。高校1年時に母と本人は，母方祖父母宅に転居しました。新しい環境では，中学時代よりも過食が増えてしまい，1年間で10kgくらい体重が増えたようです。

　大学に入学して一人暮らしを始めた後は，抑うつ感もあり，ストレスを感じると，過食が止まらなくなりました。また，体重がかなり増えて過体重になってしまったのを気にして嘔吐をするようになりました。嘔吐と抑うつがひどくなったため，精神科クリニックを受診しました。しかし，あまり症状に変化はなく，結局，大学は中退しました。40kg台前半まで体重が減少して，体力低下も著しく，その後，精神科に複数回入院しました。入院は大体2～3ヵ月くらいで，ある程度体力が回復すると退院することを繰り返しました。通院はしていましたが，勧められたデイケア利用は途切れがちで，社会復帰が難しくなっていました。完璧主義で，理想が高すぎてうまくいかない面があったようです。母が出張すると，過食嘔吐が悪化するなど，1人では症状がコントロールしにくい面があるようでした。その後，本人が再び大学に進学したいと決意し，ラストチャンスと思って勉強に励み，合格しました。その頃通院中だった病院の外来主治医から，当院の過食症短期入院治療プログラムのことを聞き，大学入学前に症状を改善することを希望して来院しました。体重も十分あり，本人の治療意欲も高かったので，初診の後，あまり外来通院の時期は置かずに入院となりました。検査上は，血清アミラーゼが高値でしたが，それ以外は特に問題はありませんでした。前医では抗うつ剤を使用していたようですが，当院外来初診（入院の約1ヵ月前）以降は使用していません。

2．入院後経過

　入院時の BMI は 18.6kg/m^2 でした。入院直前まで過食嘔吐が続いていたようです。入院は自分で希望したことであり，「1ヵ月間過食嘔吐をしない経験がしたい」と言いながら，「私は治らない」と言うなど両価的でした。全般的に，白黒思考，完璧主義が目立っていました。

　本人の話では，これまでは，自分自身で「過食嘔吐をやめる」と決めた時は，厳密なスケジュール管理をして過食嘔吐をする時間を作らないようにしていたこと，でもそれは2週間が限度だったこと，厳しい管理の反動

で，その後過食嘔吐が再燃するというパターンを繰り返していたことを説明してくれました。こちらからは，入院中は治療プログラムに沿って生活してもらえれば，プログラムがBさんの食生活をコントロールしていくこと，そのため，あまり厳しすぎる自己コントロールは手放してみてはどうかと提案しました。

このプログラムでは，食事は，3食全量摂取で，おやつは500円以内というルールです。本人は，これを「ゆるい，現実的なやり方」と受け止めて前向きに取り組み，結局，2週間を超えても入院前のような過食嘔吐を認めませんでした。ワークブックによれば，入院後14日目には，「過食嘔吐が自分にとって唯一の安定剤と思ってきたが，過食嘔吐できない今の方が精神状態は安定している」という気付きがあり，家族からも，これまで見たことがないような穏やかな雰囲気だと言われて喜んでいました。

実際は，3週目で過食，4週前後で過食嘔吐が若干見られたのですが，病棟のルールのために，買える食品の量には限界があるため，本人が言うところの「中途半端な過食・中途半端な嘔吐」となりました。そして，「中途半端な過食嘔吐」が「連続した過食嘔吐」になることはありませんでした。「中途半端な症状」は，これまで経験したことがないものでしたが，病棟では，「中途半端さ」を受け止められているようでした。500円以内の食べ物が手元にあった方が，「目にする物は全部食べる」衝動が和らいだそうです。また，これまでは，「過食嘔吐をやめる」のが症状コントロールだと思っていたようですが，若干過食が出ても，自暴自棄にならず，「嘔吐をやめる」という対処法もあるということにも気付いたようでした。

退院直前には「白黒ではなくグレーが少しわかった気がする」と語っていました。スタッフとのコミュニケーションが練習となり，「大学生活に活かすことができるかもしれない」と，今後について肯定的なイメージを持って退院することができました。退院直前のワークブックには，「治ることをあきらめない」「完璧な自分はあきらめて，今の自分を受け入れ

る」などが書かれており，4週間でさまざまな心理的な気付きがあったことが伺われました。

（3）看護の立場から

1.　入院の概要

期間：Y年Z月25日〜Z＋1月24日（29日間）

入院形態：任意入院

病室：4床室

食事：入院時 1,400kcal 食　入院5日目〜 1,800kal 食

面会：家人のみ面会許可・差し入れは食べ物，下剤なし

外出：入院2週間は原則控える

おやつ等病院以外の食：週2回1回500円まで

体重測定：週2回　月曜日，木曜日

看護方式：プライマリーナーシングとチームナーシングの併用

2.　入院生活の流れ

①入院当初の緊張感

病歴をお聞きすると，Bさんは，これまで，2週間くらい過食嘔吐をやめ，その後1ヵ月間，過食嘔吐が1日2回くらいあり，止まらなくなってしまったという経験が何度かあったようです。このため，入院当初は，入院治療プログラムを受けてみて退院した後の反動がどのように出てしまうのかという不安が強かったようです。

入院初日には，「いい方向に向かうとは思わないが，とりあえず1ヵ月過食嘔吐しない経験を頑張りたい」と話していました。本人は，「入院前は，2週間ならば過食を我慢できても，その後反動があった。食材をためない，財布を分けるなど過食行動を止めるための工夫はしており，過食の

代替行動も検討してきた。しかし，今まで何をしてもよくならなかった」という経験上，否定的な気持ちが大半を占めていたようです。表情も硬く，自ら積極的に他患や看護師へ話しかける様子はありませんでした。しかし，食物については不安が強いようで，家族からの差し入れやおやつなどの食物に関しては，自ら看護師に質問したり自分の希望を説明したりしていました。

　②プログラムへの導入期

　ワークブックの記入には抵抗なく，

　・食事のことを考えないような1日のスケジュールの組み方

　・病院食に対する意見（おいしくない）

などが細かく記載されていました。

　プログラムで，食後30分間はホールで過ごすルールとなっていましたが，食後すぐに自室に戻ってしまっていました。確認すると，歯磨きをしており「歯磨きをすると食べることに区切りをつけられる」と自身で工夫している様子がみられました。その後30分は，ホールかライブラリーで過ごす約束も守られており，嘔吐や過活動傾向はありませんでした。

　日中のほとんどは，ホールで数字パズルや録画しておいたテレビ番組を鑑賞して過ごしました。入院後2週間が経過して院内散歩が許可となり，少しずつ自由な環境が増えていくと，表情と雰囲気が穏やかで柔らかく変化していきました。過食嘔吐をしない2週間の壁を乗り越えた自信と，過食しない新たな挑戦へのあらわれだったのかもしれません。

　③プログラム後半

　前半は過食なしに過ごしましたが，その後，お菓子3袋，チョコパイ2個など過食してしまいました。でも，そのことについて自ら主治医や看護師に報告ができており，「以前の過食は，あるものすべてを食べていたが，今回は持っている食べ物すべてではなく残すことができた」など，今までの過食と違う点や気持ちの変化に気付くことができていました。

3. 病棟生活のいろいろな側面

①おやつについて～ルールと要望～

　入院プログラムでは，週2回（月，木），1回500円以内であれば，院内売店でスタッフ付き添いでおやつの購入可としています。金銭管理についても相談して決めています。

　Bさんは，初回の売店日では菓子4つに飴1つを購入しましたが「お腹の足しにならない」と綴っています。Bさんは，過食嘔吐を予防する工夫として，空腹をできる限り作らないようにしており，その目的として売店を利用していました。しかし，量，数，値段，選ぶ時間等Bさんにとって満足のいくものではありませんでした。その不満はスタッフに直接は訴えず，ワークブックにぶつけられていました。

　おやつをめぐっては，主治医に要望が出されることもありました。今回は，4週間のプログラムを完了することを優先的に考え，治療者チーム側がある程度本人の要望を聞き入れた部分もあります。どの程度本人の要望を聞き入れるか，ルールを絶対変えないかという判断は簡単ではないと思います。不満や要望には次のようなものがありました。

・"値段が高い""不便"

　入院後，「ティーバッグ等も500円以内で購入しなければいけないのか，500円以内では買えない」との訴えがあり，これらについては面会時に母親が持参可となりました。しかし，その後もワークブックに，「値段が高くて買える品数が少ない」「自由に飲食できないのは不便」等の不満が記載されました。売店は曜日や時間が決められており，他の患者と共に行くので自分のペースで選びにくい，本当に欲しいお腹に溜まるものがないことについての不満も訴えていました。

・"お祝い菓子"

　お祝い菓子とは，Bさんと家族にとって特別なお菓子で，「家族の行事のたびに出る思い出のお菓子。皆で『かわいい』と言って食べるお菓子」という意味があるようでした。食べたからといって過食嘔吐や罪悪感は感

じない，本当に特別なお菓子だから許可してほしいと希望しました。主治医より特別に，母親の面会時に差し入れ許可となりました。過食嘔吐に関係ないとは言っていたものの，面会の前日になると「症状が出ないよう気を付けないと」と不安のようでした。看護師から「自分でもわかっているのだから大丈夫」と声をかけました。翌日のワークブックには「とても美味しく，それで不安定になることはなかった」と書かれ，病棟でも落ち着いて過ごしていました。

　・"最後の売店"

　入院生活最後の売店日は祭日のため休みでしたが，翌日に売店利用できないかと相談がありました。ワークブックには「手元に自由に食べられるものを持っていないと不安。でも，症状を防ぐために神様が手助けしてくれたのかな？　でも半分ありがた迷惑」と記載がありました。本来，売店の休みの振り替えは行っていませんが，食のコントロールのためなら，特例として，少量のみ購入可となりました。ワークブックには「お守り程度の購入は可となった。特別措置だから大切に食べる，あるいは手をつけないでおこう」と記載され，少量でも手元にあることで，安心感，また空腹感の軽減による過食嘔吐の予防につながったようでした。

　②体重測定

　Bさんは，週2回の体重測定の日には，自ら「体重測定の日なんですけど」と声をかけてきました。特別のこだわりはないようで，増えている体重を見ても，落胆する様子もなく，笑顔で「そうですよね～，食べてますから～」と受け入れられているように感じられました。

　入院時のBMIは18.5kg/m^{2}でしたが，退院時は20.4kg/m^{2}でした。退院時には「太った自分でもいいと思うようになった（肥満は嫌だが）」とワークブックに書かれていました。

　③他の患者さんとの関係について

　ワークブックには，「食事の時，部屋にいる時，人とコミュニケーションを取るのが苦手。話しかけられれば答えるが，あまり親しくなって根掘

り葉掘り聞かれるのが嫌なので，会話を広げる勇気がない」。また，「食事中だけは食事に集中したい。過食衝動が出ないかハラハラしながらゆっくり気を付けて食べなければ」と記載されており，食事は楽しく摂るのではなく，常に緊張した状態で摂っており，他患とおしゃべりする余裕がないことが伺えました。

　その後も「ホールでの患者同士の会話が気になってテレビに集中できない」と看護師に訴える場面もありました。しかし，入院 21 日目に病院祭があり，そこでフランクフルトなどを食べている時は他患と楽しそうに笑顔で接している姿がありました。作業療法で，人に教える場面もあったようです。余裕があるときは，対人交流も持てるようでした。

　④外出・外泊について

　入院 15 日目，院内散歩の許可がおりたのと同時に，「母と散歩をしてコンビニに寄って買物をしてきてもいいでしょうか」と外出申請がありました。主治医からの許可が出て，45 分程で戻りました。外出については「お母さんがコンビニに入ったから，自分も入った。わ～おいしそうって思ったけど，また次回でいいか，と思った」と笑顔で話しました。過食衝動が出なかった理由として「この 2 週間やってきた，間食も食べながら 3 食食べる生活のお陰で欲求が少なくなってきたからかもしれない」とワークブックに記載されていました。

　入院 23 日目，今回は数時間，母親と外出しました。「やめた方がいいかと思ったが，パンとサラダ食べ放題の店に入った。3 回おかわりした。母も同じ量食べたので過食とは言えないと思う。出てくるのはつらかったが，以前ほど，歯をくいしばって，髪を振り乱して出るというほどではなかった。展覧会を見た後，生クリームが食べたくて，カフェに入った。我慢して出ることができた」と振り返っていました。我慢して，という形ではありましたが，以前と違う自分に気が付いていた様子でした。入院中，外泊の希望はありませんでした。

4. ワークブックへの取り組み

①ワークブックに対する態度

1日のスケジュールや各項目について，びっしりと記入されていることが印象的でした。入院当初は，自宅と入院生活での違い，母と次回の面会まで会えない寂しさ，病院食がおいしくないこと，売店についての記載が多くみられました。徐々に，患者同士の人間関係など周囲の様子についても記載が見られるようになりました。母との面会をきっかけとした過食嘔吐についての記載も見られました。

Bさん自身の目標として，1ヵ月間過食嘔吐のない経験をすることが挙げられており，また「2週間」という難関を特に意識していたようです。

②ワークブックを介したBさんと看護師（Ns）のやり取りの例

・入院中の"自分の中での生活リズム"

Bさん：「他の人から，話しかけられたり独り言を言われるので集中できない。集団生活をしている限り，自分が満足する生活は諦めなければと理解はしているが」「自分のルールができあがってしまい，新聞や録画物はそのタイミングでできないとリズムが崩れた気分になる」「先生にアドバイスされた『自分のコントロールを手離す』＝『流れに身を任せる』ことができない。臨機応変に生活したいのに……」

Ns：「テレビ，新聞，食事等，それぞれの時間を楽しめるようになっていくと，ゆったりとした時間を過ごせるようになってくるかもしれませんね。どうしたらいい方向に向いていくのか一緒に考えていきましょう」

・過食嘔吐について

入院14日目

Bさん：「過食嘔吐しないでいられた」「食べることに区切りをつけられている」

Ns：「2週間の壁，クリアできましたね」

Bさん：「過食嘔吐が自分にとっての唯一の安定剤だと思っていたが，精神状態は過食嘔吐していた日々よりそれができない今の方が安定してい

る」「ひとつひとつ落ち着いてできている気がする」

　Ns：「この変化を実感できていることはBさんにとってとても大きな意味があるように感じます」

　入院14日目＜3週目に試したいこと＞

　Bさん：「2週間以上過食しない日を過ごしたことがないので，とにかくこのまま続けたい。ここからが未知の世界になるし，入院の目的でもある。食べること以外のストレス対処法を見つけたい。誰かと話すといいのかもしれない。愚痴をこぼせるようになれたらいいかも」

　Ns：「新たな挑戦の始まりですね。食べたい欲求をどうしたら他のことに置き換えられるのか，いろいろトライしてみて一緒に見つけ出していきましょう」「弱音を吐くことも決して悪いことではありません。辛いことや苦しいこと，悲しいこと等，思いを吐き出せるようになれると心も楽になれますね」

　入院15日目

　Bさん：「太ることを本当に諦めたら，緊張して張り詰めた状態ではない食生活が送れている気がする。母も，今までに見たことないくらい穏やかな雰囲気だと言っていた」

　Ns：「入院当初と比べると表情が穏やかで落ち着いた雰囲気が感じられます」

　入院16日目

　Bさん：「昨日，母と会って緊張がとけたことや寂しさから過食をした。これまでなら焦ってしまうところだが，「やってしまったのは仕方ない。太るけど仕方ない」と諦めてパニックにならなかったのはすごいと思う」

　Ns：「この気持ちの変化，素晴らしい‼」「このように気持ちを切り替えられていることを，素直に褒めてあげましょう！　とてもいい変化ですね」

　入院24日目

　Bさん：「朝食後過食が始まり，院内散歩で財布を持って出かけて過食。

病棟に戻り嘔吐した。母と会って緊張がとけたことや，いろいろ我慢の限界だった。栄養指導で過食嘔吐が出たことを話していたら泣いてしまった。いろいろと疲れ，菓子５袋を過食。今日２回目の過食嘔吐」

Ns：「症状が出たことをスタッフに報告に来てくれましたね。どんなことでもいいので，またスタッフに声を掛けてくださいね」

<u>入院 26 日目</u>

Ｂさん：「確かに最初予定を立てておくことで，手持無沙汰からくる過食欲求を予防できてはいるが，臨機応変に力を抜いてという生活とは遠くなっている気がする」

Ns：「素晴らしいことだと思います！　今回の入院生活ではこうした小さな成功体験を積み重ねることで自己肯定感を得ることにもつながると思います」

・「特例」について

<u>入院 27 日目</u>

Ｂさん：「患者が増え，ホールでの食事が辛くなってきたので，少し遅れて行く時間差作戦でいくことにした」「退院間近になって，売店の特例措置，時間差での食事とワガママになって申し訳ない」

Ns：「自分の辛いことに対応できましたね。こうした作戦を１つでも多く持っているといいと思います」

・退院に向けて

<u>入院 28 日目＜退院前日＞</u>

Ｂさん：「プログラムが１ヵ月の理由を担当医から聞いていたが，身に浸みて理解した。早く帰りたい……」

Ns：「それが普通の感覚だと思いますよ。本当に入院生活は大変だったと思います」

<u>入院 28 日目＜入院生活で気付いたこと＞</u>

Ｂさん：「過食嘔吐に手が出たが，翌日の行動は崩れなかった」「担当医から，グレーに慣れるより黒を認めるようにとアドバイスされ，確かに失

点を失くすより受け入れてよい点を増やすといいのだと思った」「看護師さんから頑張ったと言われ，少しだけ自分を褒めたくなった」

Ns：「入院生活の中で多くの手段を試したり様々なストレスや自分の黒に対する葛藤がありましたね。しっかりと正面から向き合い続けてきたからこそ得られたこともたくさんあったと思います」「頑張っているところに目を向け，たまにでもいいので『よく頑張っているな』とほめてあげてくださいね」

③ワークブックを介したやり取りで気を付けたこと

ワークブックを介してBさんの思いや不安を共有，共感し，セルフヘルプ能力の向上とポジティブフィードバックで支援しました。そしてワークブックを介する関わりの中では，できないことを指摘するのではなく，できていることを評価し，できている部分をさらに引き出すよう心掛けました。よいところも悪いところも認め受け止められるよう，Bさんの判断をサポートしたところ，「グレーを受け入れられる」との記載が増えていきました。

5. 看護師から見た印象

Bさんは，過食嘔吐にならないために，今までいろいろな治療をしてきましたが，結果として改善しなかった経験から諦めている様子が見受けられました。しかし「1ヵ月間過食嘔吐をしない経験がしたい」と意欲的な面もありました。1日のスケジュールを一杯にして，食物のことを考える時間を作らないようにしている反面，お祝い菓子や売店での買物など食物については強い要求があり，プログラムに沿って食事をすることから外れそうになることもありました。

一方，嘔吐については，以前は，食べ過ぎたり，自分が許せない物を食べてしまった時，それらを出すためのリセット行為として過食嘔吐をしていました。許せるか許せないかなどについては，0か100かの白黒思考が強かったようですが，入院後は，過食し始めても途中でやめて不快感を抱

えたまま我慢できました。中途半端な過食というグレーな感覚を体験し認め始め，ガチガチの考え方から「ゆる～く思える感覚」へと変わっていく姿がみられました。その心境の変化に伴い，表情や話し方も肩の力を抜いた穏やかで自然な感じへと変化していきました。

　母との関係は，母が面会終了して帰る際，手を振り続けたり，次回の約束の確認をしたりと名残惜しい様子で，親子というより親友のような関係にみえました。入院前は，母が出張の前後などに，たびたび過食嘔吐の悪化を認めていたようです。そして入院後も「母と会ったことで緊張がとけたり寂しくなったりして不安定さからブレーキがきかなくなった」と過食につながってしまったこともありました。Bさんにとって，母の存在がとても大きいことがわかります。そして，今回の入院でそのことにしっかり気付いたようにも思われます。今後の学生生活の中で，母親以外との人間関係が発展すれば，新たな自信につながるかもしれません。

（4）作業療法の参加状況と作業療法からの考察

（作業療法の内容については，P.68 を参照してください）

1. 作業療法への導入まで

自らホールに出てきて挨拶してくれました。「小さい頃に少しだけやったことがある」とビーズの本を見ながら花のストラップを完成させました。

　園芸ではドライフラワーのオーナメント作り（お手本があり個人で一つ製作）に関心を寄せて最後まで参加しました。

2. リラクゼーション：1週目

作業療法士が案内するまでもなく，自発的に参加しました。グループ内で和やかな笑いが起きると，軽く同調する場面もありましたが，全体を通しては居心地悪そうな表情が多かったと思います。瞬間的に身体の力を抜いて動きの流れに身をゆだねる場面はありましたが，長くは持続しません

でした。「これはヨガ？　ストレッチ？　……って感じだった」と苦笑いの感想でした。ヨガのポーズでは，のびやかさを見せてもいたのですが，「これはどういう運動か」という「カテゴリー」にはめることで安心する部分があったのかもしれません。『自分自身の曖昧な実感』を味わうことへの抵抗はあった印象でした。以後は参加されませんでした。

3.　アートセラピー：1週目

　リラクゼーションと同じ週に，アートセラピーに参加しました。初参加者が半数を占める中で，「これはコラージュですか？」「アートセラピーでは毎回こういうことをするんですか？」等，自らグループの内容や枠組みの確認をしていました。アートセラピーについてはすでに経験があるようでした。クレヨンを使ったのは小さい時以来だとつぶやき，太陽の渦巻きをなぐり描きすることから始めました。さらに，さまざまな雑誌の切り抜きや材料を横断的に使い，「ある物を全部使うことを意識した」と言っていました。糧になりそうなものをできるだけ取り込み，自分に合うものを見つけようという様子でした。

4.　作業療法士の交代と振り返り：2週目

　勤務の都合で作業療法士が交代しました。ソファに座って膝を抱えて1人テレビを観ている時，初対面のため，自己紹介をし，入院生活の様子を聞きました。

　「OTについては軽く説明を受け，2週間は病棟内でと言われている。選択して参加してみたが今一つピンとこなかった。手芸も以前の病院では何をするか提供されていた。ここでは，自由にと言われ戸惑ったけど，何とか次回やりたいことは決まった」と話し，憩いの場や軽スポーツについても質問がありました。＜病棟での居心地は？＞という質問には「他の人のことが気になってテレビも集中して観られない。笑うタイミングが違うとか音量が大きすぎないかとか……」など，リラックスできない旨を苦笑い

しながら話しました。「手芸を趣味にしようと家で頑張っていた」の言葉通り，息抜きとしてというより，「やらなければ」という思いも強いようでした。

創作活動では，細かいビーズのハートのモチーフなど，ビーズ手芸を楽しめているようでした。隣の席の患者さんに親切に教える姿も見られました。園芸ではお手玉作りに関心を持って参加し，終了後のお茶も他の患者さんたちと共に楽しむことができました。

5. 病棟外での活動が許可になる：3週目

軽スポーツに参加し，他の患者さんたちと交流しながら楽しく過ごすことができました。風船バレーをした後に「やり足りない」と，作業療法士を誘い，バドミントンを行いました。OT室でもトレッドミルやエアロバイクで運動したり，お茶休憩を取りつつマイペースに過ごしていました。同じ日の午後の創作活動では，細かいビーズ手芸の続きを継続しました。

退院が近いが家で続きはできないのかと相談があり，手芸テキストのコピーと完成までのビーズ材料を退院時にお渡しすることを約束しました。

病院の全体行事『病院祭』では，ラーメンや焼き鳥などの飲食のほか，展示物鑑賞やラテアート体験などに落ち着いて参加しました。

6. 作品の完成：4週目

OT室にて，以前からのハートのモチーフ作りを継続しました。1人離れたテーブルで集中しており「何とかできそう。難しくてお勧めしません」と苦笑いしてくれました。皆にすごいと褒められると嬉しそうにしており，本人も作りきったという達成感を得られた様子でした。説明書は今後も使えるようにと持ち帰ることにしました。

トレッドミルでの運動をしたり，園芸では桜や菜の花を利用したフラワーアレンジメントを楽しみ，できあがった作品を鑑賞し，自分の作品を褒められると笑顔を見せていました。

＜作業療法に関する考察＞

　入院当初より OT プログラムに関心を示し，意欲的に参加していました。グループの枠は緩やかで，目的が明確で形になる創作や園芸は，本人にとって取り組みやすく，「食」から離れて楽しむ時間になったようです。

　対照的に，リラクゼーションやアートセラピーは，安心して体験するのは難しかったようで，一度の体験で終わりました。しかし，自由製作より「お手本通り」が心地よいことを自ら認識し，また，置かれた環境や他の患者さんとのやり取りの中で，曖昧さや若干のわずらわしさなどを体験しながらその場を過ごす機会にもなったと思われました。

　軽スポーツなど，精力的に身体を動かす場面も見られましたが，体重を減らすための過剰な運動とまでは行かず，ストレスの発散や他者との交流の場として活用できていた印象を受けました。

（5）PSW の立場から

・診察室で週1回（1ヵ月の入院なので計4回）の面接が基本ですが，時間がとれず3回の面接となりました。

1.　入院中の PSW の関わり

　入院して1ヵ月経過したところで1回目の面接を行いました。過食嘔吐できない環境にあるため過食嘔吐はしていないが，食物のことで頭がいっぱいと話されました。これまでの治療のことも話し，「自助グループやデイケアに参加したが解決法は見つからなかった」「入院をしても完全によくなるわけではない」「何をしても治らない」と話し，どこか冷めているような印象を受けました。しかし，退院後の生活については心配していたため，退院後の生活を一緒に考えていくことにしました。この面接で生活歴を聴取しましたが，1時間以上経過してしまったため，途中で中断し次

回お聞きすることにしました。

　2回目の面接を設定していましたが，PSW の都合がつかなかったり，B さんが院内散歩に出かけていたりと，タイミングが合わずなかなか面接ができませんでした。

　結局2回目の面接ができたのが，入院して3週間経過したところでした。この面接では，多職種と面接をしているが全員に同じ話をしている，よく話す人だと言われるが話すことが好きではない，自分のことをわかってもらいたいという気持ちでプレゼンしているだけ，と面接自体がストレスになっていると話しました。「イライラして過食したくなる」と，怒りをぶつける場面もありました。結局は自分で解決しなくてはいけないのだから，話をしても無駄，という発言もあり，PSW はこの面接を続けるべきなのか，どういった面接をするべきなのかを主治医に相談し，ケースカンファレンスでも取り上げました。他の職種との面接場面では，はっきり不満を表現していないことがわかり，陰性感情を吐き出す場面になってよかったのではないか，PSW ができることをやればいいのではないか，と話し合いました。

　退院当日に3回目の面接を行い，入院の振り返りをしました。病気の治療だけではなくコミュニケーションの練習ができた，今までは白黒付けていたがグレーを経験することができたと話していました。病気だけにとらわれず，自分自身を見つめ直すきっかけになったのではないかと感じられました。どんな自分でも認められるといいですねとお伝えし，この面接では不満を述べることはなく笑顔で話していました。

2.　PSW からの感想

　退院後に進学が決まっており，PSW の専門性に特化した面接はできませんでした。ただ，退院後の生活には心配があるようでしたので，その部分に焦点を当てた面接ができればよかったのかもしれません。ソーシャルワーク的に取り急ぎ相談することがなかったため，「他の人からも同じよ

うなことを聞かれた」印象になってしまったかもしれませんが，スタッフのミーティングで，このことについてチームで共有できたのはよかったと思います。

（6）管理栄養士の立場から

・Aさんと関わる頻度：入院中1ヵ月間に栄養指導2回。
・食事内容
　入院初日「常食1,400kcal」⇒「常食1,800kcal」⇒「常食1,800kcal（朝のみパン食）」
・入院中の体重：入院初日BMI18.5kg/m^2⇒退院時BMI20.4kg/m^2（約5kg増加）

1. 栄養指導内容

①1回目≪入院前の食生活と入院中の目標≫

　食事の聞き取り調査票を事前に記入してもらいました。入院前の1ヵ月間の過食は1日2回でした。お弁当・菓子パン・お菓子（アイス・チョコ・クッキー等）で，1日1万円程度でした。食事は1日2回で，11：00と19：00でした。お腹は満足していても頭では食べたい思いが強く，甘い物やおかわりが過食のスイッチとなっていました。

　過食をすると嘔吐をしてしまうため，過食しないために食事に区切りをつけたり，編物・散歩・歯磨き・掃除をしてみたり，おかわりをしないように最初から盛ってみたり，さまざまな方法に挑戦してきたようですが，何をしても食物のことが頭から離れないようでした。何度も試したけれども2週間過食を我慢していたら，反動が大きく，余計にひどい生活になってしまうとのことでした。このため，この入院後も結局そうなるだろう，結局何をしても治らないだろうと悲観的な様子でした。

　栄養指導は，過去に治療を受けた病院で受けており，何をどのくらい食

べたらよいのかは知っているし，カロリー表もみていたので知っているとのことでした。ただ，頭でわかっていても中々実行できないこと，だからといってやらないのは違うかなとのことでした。

　一番の目標は過食をやめること，また，食のこだわりや食べ物のことを考えずに他のことに集中したいともおっしゃっていました。まずは２週間以上の過食嘔吐しない経験をすることを目標としました。

②２回目≪入院中過食嘔吐≫

　退院約１週間前に，過食嘔吐してしまったと涙ながらに話されました。パン５個＋スナック菓子２袋などを，病棟の規則違反をして過食してしまい，嘔吐してしまったとのことでした。

　今回の入院中は嘔吐しないことを目標に連勝記録をのばしていたが，３週間までが限界だったとのことです。入院前と違い，この入院中は，ある程度ゆるい中で，早い段階で間食ができたこともあり，嘔吐しないように努めていたようですが，それでも結果が出なかったことを悩んでいました。

　過食嘔吐をしてしまったから駄目だった，終わりだ，ではなく，入院前のようなひどい生活にならないよう，残り少ない入院生活を送っていけるとよいのではないかと話をして，本人が落ち着くまで傾聴しました。それでもこの入院で得たもの・よかったことについて問うと，全体的には白黒つけないグレーの状態が体験できたことがよかったとのことでした。

2. 治療による変化

　Ｂさんによれば，この入院により，次のような変化がありました。

①白黒つけないグレーの状態が体験できたこと。例えば，以前は過食するかしないかどちらかだったが，今回過食はある程度まで許せるようになり，今までの半分の過食でやめられる経験ができたこと。

②過食も嘔吐も両方しないということではなく，ある程度過食しても，嘔吐はしないという経験ができたこと。

③３食摂取しているので，お腹が空いたことによる過食というより，も

　　の寂しさからくる過食だと感じられたこと。

　④生活の中でグレーの状態という不快感と一緒にいられるようになった
　　こと。

3. 感想

　Bさんはあいさつなどの場面では穏やかな方でしたが，栄養指導でお話
を伺うと話が止まることはなく，摂食障害で苦しんでいる様子がうかがえ
ました。

　入院前は，過食嘔吐しないように詰め込んだスケジュールで挑戦してみ
たが2週間が限界で，その後よりひどい生活になってしまうとのことでし
たが，この入院では，途中過食嘔吐した後，退院までは，入院前のような
ひどい生活にならずに過ごせていました。

　白黒つけないゆるい状態を経験できて，本人もその不快感を受け入れら
れたことで，過食嘔吐があった後もひどい生活にならずに過ごせたのでは
ないかと思いました。

　食事に関しては，以前入院した病院がレストランのような食事だったよ
うで，その食事が理想だったように感じました。当院の食事は，味付けも
メニューも本人好みではなかった様子でしたが，毎食完食していました。

　入院前は，食事は1日2食で，その都度過食嘔吐していたBさんですが，
入院中は3食食べることができました。このため，過食の引き金は，お腹
が空くことだけではなく，もの寂しさによるものもあると本人が気付くこ
とができました。このように，引き金もこれまでとは違っており，普段よ
り量も少なく「中途半端な過食」で留まることができたのではないかと思
いました。

（7）質問紙からわかること

　入院時と退院時の質問紙の結果を示します（図4，5）。

BITE，STAI，BDI-Ⅱ

　上記の治療の流れにも記されているように，退院の前に症状が少し復活していますので，退院時のデータは，入院時のデータとあまり差がない部分も見られます。入院2週目くらいで1度測定すると，「落ち着いている時はここまでよくなる」というデータが本人に示せたかもしれません。BITE症状尺度は入院日と退院前日は同じ点数でした。重症度尺度は12点から4点に減少していました。不安については，状態不安も特性不安も減少傾向でした。うつについても減少しています。

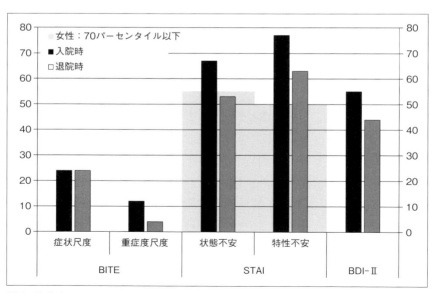

図4　BさんのBITE，STAI，BDI-Ⅱのスコアの変化

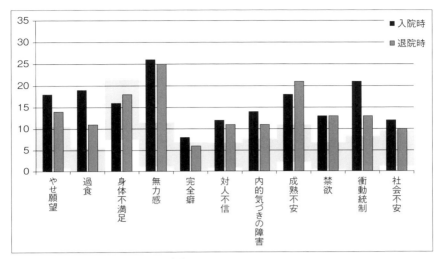

図5 Bさんの EDI-2 のスコアの変化

EDI-2

　病歴の中でも，体重増加を「そうですよね〜，食べてますから〜」と受け止められている様子が描かれていましたが，EDI-2 のやせ願望は減少傾向です。摂食障害の患者さんのやせ願望は非常に高くて変えられないというイメージを持っていると，このような受け入れはあり得ない現象に見えるかもしれません。Bさんの場合は，身体不満足も入院当初からあまり高くないようですから，過食嘔吐は，体型の心配だけで生じるというより，対人緊張や自分のルールを外れる不安などが主な「エンジン」となっている様子がうかがえます。長年の経過を経てこのような状態になったのかもしれません。

　完全癖，対人不信，内的気付きの障害，社会不安などは入院時と退院時を比較すると微減でした。わずかな減少ではありますが，退院時の完全癖は，健常者の範囲といってもよい領域です。また，衝動統制はかなり落ち着きました。過食症状が若干復活した後ではありましたが，入院当初に比

べると，コントロール不能な感じは和らいだのだろうと思います。一方で，成熟不安はむしろ増加しています。入院までは，症状のことにかかりきりだったBさんが，退院してこれから大学生になるという現実を前にした反応だと思われます。

（8）Bさんのまとめ

　Bさんは，小児期から症状があり，病気の期間の方が既に長くなっている方です。家族の支えもあり，本人が前に進む意欲もあり，これまで治療を中断したことがないこともあって，身体的には大きな問題がない状態が保てています。

　長い経過の場合，食生活や生活パターンが固定化してしまっていることがほとんどです。入院して3食食べるというだけでも大きなハードルとなってしまうことが多いのですが，Bさんは，これまでに他院での入院歴があり，入院中生活を変えることには抵抗はあまりありませんでした。この点は，このプログラムに導入しやすい点でした。過去の治療はこのような形で活かされるといえます。

　入院中，若干過食の「再発」が見られました。しかし，過食はしても嘔吐はしない，過食量が少ない，気持ちの面が引き金で過食が出たことを確認できたなど，入院前の症状とは異なる面がありました。入院中で，「再発」についてスタッフと話ができ，今後の症状への対処法について理解が深まったといえるでしょう。病棟の生活リズムに合わせるのがつらい面もあったようですが，予定通りの入院生活が送れたのは一つの達成だと思います。

　EDI-2のスコアを見ると，「禁欲」のスコアが強く，本人はいつも我慢，緊張をしている様子がうかがえます。作業療法の場面にも書かれているように，集団の中で，安心感を持って，臨機応変に人に接するのが不安のようです。完全癖については，スコアとしてはわずかな減少ですが，ごくわ

ずかでも，減少は経過の中では珍しい体験だったようで，「グレーを体験できた」と，変化を自覚できたのはよかったと思います。

　今後，もし可能だったら，「自分で自分を常にきつく縛っている状況を少し緩める」ような体験のために，また短期の入院をしてみるのもよいかもしれません。次に入院をするとしたら，自分が固く守っている食習慣をもう一段階手放して，病棟のルールに沿ってみることを勧めることになるでしょう。今回の入院では，スタッフに対しては，食生活をめぐって強い自己主張が見られました。これからの学生生活の中で，「自分のやり方を主張する」以外の人々との交流スキルが育っていくことが望まれます。この部分は今後も援助が必要かもしれません。

SECTION 2 の参考文献

1) 草野美穂子，頴原禎人，中村敬他：Eating Disorder Inventory-2 の一般女子学生への試行．日本社会精神医学会雑誌，9（2）：171-181，2000．
2) 中井義勝：Eating Disorder Inventory-2（EDI-2），大食症質問票 Bulimic Investigatory Test，Edinburgh（BITE）の有用性と神経性大食症の実態調査．精神医学，40：711-716，1998．
3) Tachi, T., Kusano-Schwarz, M., Murakami, K. et al.: Usefulness of the Eating Disorder Inventory-2 Japanese version in patients with eating disorders. The Tokai Journal of Experimental and Clinical Medicine, 32（3）：78-82, 2007.
4) 山口利昌，守口善也，志村翠他：摂食障害の心理特性に関する検討：病型による相違と健常女性との比較．臨床精神医学，33：931-938，2004．

プログラムの効果と
今後の課題

1. プログラムの効果・担当者の声

　過食症短期入院治療プログラムは，過食や嘔吐に苦しむ患者さんに，症状のない生活を経験し，症状の背景について考え，治療への動機づけを高めることを目的として実施してきました。過食や代償行動のコントロールに加えて，体重の変化や治療スタッフの摂食障害に対する見方の変化という，主な効果に伴って得られた知見もありましたので，紹介したいと思います。

（1）治療効果

1. 質問紙の点数で見えること

　これまでいくつかの学会発表の中で示してきた通り，入院治療を受けてきた患者さん全体の点数を解析すると，BITE で測定する神経性過食症の症状は有意に軽減します。EDI-2 で調べると，過食サブスケールだけではなく，やせ願望，身体不満足などの摂食障害特有の心理も改善傾向にあります。また，入院により無力感サブスケールも改善します。これらは，外来で一般的な治療を受けた人を対照として比較して，入院群の方に治療効果が明確です。

　また，4週間でBDI-Ⅱで測定するうつ尺度やSTAIによる不安尺度も改善します。抗うつ剤は最初から使っていない事例も多いですし，入院経過中に抗うつ剤を増量したケースはありませんでしたが，それでもうつは改善するというのは重要な効果だろうと思います。

　退院後外来を継続しているケースについては，外来で若干過食得点が上がっている人もいましたが，1ヵ月時点では退院時スコアと比較して有意差を持って点数が増悪しているケースはありませんでした。治療効果については，事例数を増やしながらまた発表していきたいと思います。入院期間がもっと短ければ入院できると言う方もいらっしゃいますので，2週間，3週間の効果も見ていきたいと思います。

2. 小さな変化を可視化する

　SECTION 2の事例紹介でも触れた通り，質問紙の点数の変化はごくわずかでも，よく聞くと，本人は「白黒ではなくグレーがわかった」というような感覚を持っていることがあります。もちろん順番としては，本人が「何か変わった」と感じているという事実があって，それが点数に反映されているということなのですが，ここで「点数を見てもよくなっていることがわかる」ということを治療者と共有するのは意味があるのではないかと思います。質問紙の点数ではなくても，Bさんがもし認知行動療法的な「フォーミュレーション」を描いていたら，入院前の「過食」と「嘔吐」の間がくっついて接していた状態から，退院時には距離が開いた図を描いたはずです。「頭の中にあること」の円グラフを描くと，最初は「90％体型のこと」だった状態から，50％くらいになって確かに楽になった，と実感するようなケースもあります。このような変化は，「群」としてまとめた質問紙の数値を議論するときには見えない部分ですが，ワークブックを使ったり質問紙を使うことにより，変化を可視化できるというのは治療から得られることの一つではないかと思います。この作業自体は外来でもできることですが，入院で確実に変化が見られる機会にそれを可視化すれば，

変化を実感しやすいと思います。

3. 複数回入院

　これまでの事例の中には，複数回入院した方もいらっしゃいます。中には，家庭や仕事の状況が難しくなって症状がコントロール不能になり始めると，それ以上ひどくなる前にと入院を繰り返している方もいらっしゃいます。必ずしも「退院したら元通り」ではないのですが，心理的変化は非常にゆっくりというタイプです。一方で，1回目の入院は，心理的変化はごくわずかで退院したが，現実に直面して症状が悪化し，「もう一度やり直したい」と，あまり時間を置かずに2回目の入院をされた方もいらっしゃいます。この方は2回目の入院では，心理的にも大きな変化がありました。4週間という限られた期間の入院ですので，すべてを解決することは困難です。この2例目などは，1回退院して現実に触れたというのが大きな治療動機になっています。4週間の入院をそれぞれの入院目的を明確にしながら複数回行うというのは，よい選択肢だと思います。

（2）体重の変化について

　このプログラムでは，体重回復だけを目的として入院をお勧めすることはありませんが，入院中の体重測定の結果を見てみたところ，興味深い結果が得られました。

　入院時のBMIが低い方は，4週間の入院生活の後，BMIが上昇する傾向にあり，入院時のBMIが高い方は，退院時体重は低下傾向でした。1,800kcalの病院食を全量摂取する，それ以外は若干のおやつのみ，食後直後の嘔吐はできない，軽い運動は奨励，という規則正しい食生活を4週間続けると，体重は「よいところに落ち着く」ということです。過食症の方の場合，体重は，過食と代償行動のバランスによります。入院時の体重が低い方は，絶食や嘔吐がひどいケースですが，きちんと1,800kcal食を

摂ることで体重は増加します。摂取制限型神経性やせ症の場合は，胃腸の働きがかなり悪く，1,800kcal 摂取は難しいこともありますが，過食症の場合は，A さんや T さんのように，心理的サポートを受けながらであれば，1,800kcal は摂取できる場合が多いと思います。また，入院前の体重が多い方は，「一口でも食べると太る」と思って絶食することがかえって過食につながっていることがほとんどです。過食をしないならば，1 日の摂取量が 1,800kcal より低い場合がほとんどですから「3 食食べても標準体重以上に増えることはない」ということになります。一部の患者さんが使うことがある「ダイエット入院」という表現は正しくありませんが，過体重傾向の方には「正しく食べれば結果的に体重は下がる」ことは説明してよいと思います。

　体重の変化は，2 週間くらいから見られます。「食べた」「食べない」の影響は 1 日では測れず，規則正しい食生活を続けてやっと 2 週間から若干の変化があるという説明はしてもよいと思います。3 週間目にはかなりはっきりした変化が見られるので，体重だけから見れば，入院期間は 3 週間でも，身体的には健康な状態に近づけることができるといえるでしょう（図 6 ）。

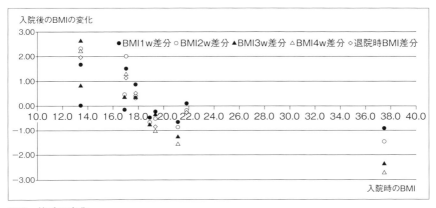

図 6　体重の変化

（3）治療者の摂食障害に対する見方の変化について

　SECTION 1 で述べた通り，摂食障害は，苦手感をもたれやすい疾患です。そこで，過食症入院治療プログラムを導入したことで，摂食障害に対する見方がどう変わったかを院内で調査しました。医師，看護師，PSW，作業療法士，管理栄養士，臨床心理士から回答を得ました。

　その結果，このプログラムで摂食障害を担当する前は，治療関係が持ちにくい，話しかけにくいと思っていた人が74％でしたが，担当した後は，そう思う人は 50％に減少していました。「摂食障害は治りにくい」「本人の性格の偏りが原因」と考える人も減少していました。「時間がかかるが治る人もいる」「対応困難といわれるがそんなこともなかった」という意見もありました。

　これらの回答者の中で，学生時代に摂食障害について詳しく習ったという人は4％のみでした。これは，統合失調症や気分障害に比べるとかなり低い値ではないかと思います。摂食障害に苦手感を持つ人が多いのは，習っていないからという要素もありそうです。有病率の高さを考えると，今後は各職種の卒前教育の中でぜひとりあげていただきたいと思いますが，今回の結果を見ると，就職後のトレーニングによって，苦手感が薄らぐことは期待できます。各現場で，各職種がミーティングを持ちながら，治療に取り組んでいただければと思います。

　摂食障害を実際に担当したスタッフの声を挙げてみます。これは，実際に摂食障害の患者さんを担当したスタッフに，「1．摂食障害の患者さんを担当してみて，難しさを感じた点はありましたか？　どんな点ですか？　他の疾患と違って戸惑った点はありましたか？　どうやったら乗り越えられましたか？」「2．摂食障害の患者さんを実際に担当してみて，それまで持っていた摂食障害のイメージと違う点はありましたか？　どんな点ですか？」「3．これから摂食障害の治療に取り組む全国の精神科病院のス

タッフに伝えたいメッセージがあったらお願いします」について，自由に回答してもらったものです。これから摂食障害に取り組む方々に，臨場感のある感想をお伝えしたく，できるだけ率直な声を書いていただくようにしました（表7）。摂食障害についてあまり習ったことがなく戸惑いながらも，理解が深まっていった様子を読み取っていただければと思います。

表7　各職種の声①

1. 摂食障害の患者さんを担当してみて，難しさを感じた点はありましたか？　どんな点ですか。他の疾患と違って戸惑った点はありましたか？　どうやったら乗り越えられましたか？

〈医師〉

　若手医師として，摂食障害は「身体管理」が必要であり，苦手意識が先入観としてありました。最重症例は除き，症例を選択すれば，日常業務を特別に逸脱した身体管理は必要ではないのだなぁという印象を持つようになりました。

　関係性がつくりづらい患者さんと「摂食障害という問題」を介してなら関われる可能性があるのではないかと考えるようになりました。

〈看護師〉

　本人が今までの生活でしてきた食事内容と量や運動，ボディイメージなど，ほんの小さなこと（○gなど）が，とても大きなことであり，これらの認知や考え方をどのように変えていけばいいのかが難しいと思いました。本人の考え方や気持ちを受け入れつつ，歩みよるように会話をしていくことで，本人も「そうなのか」と少しずつ理解を示してくれるように思います。

〈看護師〉

　治療意欲はあるのに，太りたくない，体重を増やしたくないという思いもあり，真意はどちらなのかわからず，どう対応したらよいのか最初はわかりませんでした。どちらも真意であるということが徐々にわかり，健康な部分と病気の部分の両方を客観的に見ることで，患者さんへの対応もそれほど難しいと感じなくなりました。

〈管理栄養士〉

　食事は生活に密接しているので，聞き取りをする際にどこまで突っ込んだ質問をしてよいのか難しく，戸惑いました。聞き取り調査票を使うことで，聞く項目が決まっていると聞きやすくなったり，週に1度のスタッフミーティングで情報を共有することで乗り越えることができました。

〈臨床心理士〉

　摂食障害患者さんは，摂食や体重に関連する話題に終始し，その世界に苦しみながらも，強いこだわりがあり，そのために心理には触れにくく，触れたとしても拒否されるように感じることが多かったと思います。その感覚は今でも変わらないけれど，それらが飢餓状態によるものであるなど，摂食障害特有の特徴であることがわかってくると，その人にとってこちら側が触れられる領域は，この部分なのだろうと距離感が測れるようで，楽になりました。

〈PSW〉

　家族に課題を抱えているケースがほとんどでした。そのため，摂食障害を治すことは簡単なことではないと痛感しました。しかし，関わる前は，患者を理解すること自体が難解だと思っていましたが，思っていたよりは，「今取り組むべき課題」はわかりやすいものでした。課題がはっきりすることで，面接時のポイントや患者を理解することには役立ちました。

〈PSW〉

　生活上，自分の中でいろいろルールを決めているためか，面接時間がずれてしまったことで，計画が乱されたと不満を示されたことがありました（直接言われたわけではありませんが，態度から印象を受けました）。また，いつもニコニコしていたり，「変わりはありません」「困っていることはありません」と断言されてしまうことが多く，本心が見えなかったり，どこまで突っ込んで話を聞いていいのか，難しいと感じたことがありました。

〈作業療法士〉

　作業療法では，他疾患の患者が主のグループに入っていただくことになるので，摂食障害に関する知識がなかった当初は，どの程度特別扱いのような関わりが必要なのか……と戸惑いました。経過観察していくと，患者さん本人が周りに適応していくことが多く（過剰適応もあるかもしれませんが），思ったより場には馴染んでいるようです。最初は，「この作業の目的は？　何のために？」と答えを求められることもあり，戸惑いました。曖昧な部分を受け入れられないのもこの疾患の課題だと徐々にわかりました。今は，無理強いはしないものの，できるだけ治療の環境の中で様々な体験をしてもらいたいと思い，活動にお誘いしています。

〈作業療法士〉

　他の疾患と比べて，特に難しいという感想はないですが，過活動傾向の患者さんへの活動の提供に戸惑いました。主治医やチームと相談しながらが大事だと思いました。

〈ダンスムーブメントセラピスト〉

　からだや運動を治療の媒体として扱っていくと，摂食障害の患者さんの繊細さを目の当たりにして，『こわしてしまいそう』な不安を覚えることがあります。患者さんにとってもいたたまれない体験になることが少なくないようで，そうした気持ちも表現してもらうようにしています。その過程を共に辿ることで，「こわれそうなこころを丸ごと抱えるからだ」という器を育んでいく可能性があると実感しています。

表7　各職種の声②

2. 摂食障害の患者さんを実際に担当してみて，それまで持っていた摂食障害のイメージと違う点はありましたか？　どんな点ですか？

〈医師〉

　症例の選択によって，精神科単科病院でも身体管理が扱えることを理解しました。プログラムを持ち，それを患者さんに提示することで治療に対する抵抗が弱まるように感じます。逆にプログラムを提示しなかったり，動機付けがしっかりしていないと不十分な外来・入院治療になると感じています。

〈看護師〉

　他患と関わることに抵抗がある患者さんが多いですが，思っていた以上に，それぞれ明るさ（社交的）があったと思います。もっと拒否的で内にこもるのかと思っていました。

〈看護師〉

　ルールやこちらの考えを受け入れる姿勢が強い反面，納得できないと，とことん反論されますし，流される部分がなく，これほどまでに白黒はっきりしていると思わなかったです。しかし，こうしたら改善するのではないか，軽減するのではないかと自分で積極的に解決策を探すところがとてもよい部分だと思います（頑張りすぎ，無理しすぎるところでもあると思いますが）。

〈看護師〉

　実際に担当してみると，患者さんはとても真面目で，約束は守るけれども，こだわりがある部分については，なかなか譲らない強いところもあります。

〈管理栄養士〉

　摂食障害の方は摂食障害のことを話したくないと思っていましたし，関わりにくい，近寄りがたいイメージがありました。しかし，日頃，周りに相談しづらいためか，スタッフには話したいと思っていたり，関わりたい気持ちがあるんだなと感じました。

〈臨床心理士〉

　他者との関わりが難しいイメージがあり，それは今も変わりませんが，距離感がわかってくると楽になりました。そうした対人関係上の距離感は摂食障害に関わらずあるのでしょうが，摂食障害では敏感になる印象があります。

〈PSW〉

　接しづらいイメージがありましたが，患者さん個人さまざまでした。むしろ，たくさんお話をしたり，丁寧に対応される方が多かったと思います。

〈作業療法士〉

　意外と食の話題を自ら出してくるのだと思いました。

〈作業療法士〉

　想像以上に体重，食行動についてのこだわりが強いんだなと思いましたが，だからこそ，入院で，それ以外の作業や活動にふれるのはよいのではないかと思いました。

〈ダンスムーブメントセラピスト〉

　特にイメージが変わったという感じはないですが，治療への強い気持ちを持って取り組んでいる患者さんに多く出会います。プログラムという枠組みがあることで，安心して（セラピストも！）進んでいきやすいからでしょうか。

表7　各職種の声③

3. これから摂食障害の治療に取り組む全国の精神科病院のスタッフに伝えたいメッセージがあったらお願いします。

〈医師〉

「摂食障害という問題」を介して関わることが入り口になるんだなぁと思いました。また，多職種で関わる必要性から，チーム医療を実感できると思います。

〈管理栄養士〉

以前まで，摂食障害では他の病名がない限り栄養指導で加算が取れなかったものが，低栄養であれば加算が取れるようになり，栄養指導加算の幅が広がりました。これを機に摂食障害の方に管理栄養士が関われるようになるといいなと思います。また，加算が取れるようになれば管理栄養士として関わりやすくなるので，入院時だけではなく，入院前や入院後の関わりも充実していけるといいなと思います。

〈臨床心理士〉

摂食障害患者さんは，治療に来ているのに逆行しているかのように見えて，無力感にさいなまれることがあります。けれども，摂食障害であることがある種の心の拠り所になっていて，治療によってこれらを失う不安もあるのだと思えることもあります。このような患者さんの逡巡する体験に寄り添おうとする作業は，治療者側にとっても翻弄されるものですが，私は，身体的側面を医師や看護師，栄養士に委ねたり，入院中の活動は作業療法士に任せるなどチーム医療の中で役割を分担できていることが心強く，支えられているように感じ，摂食障害患者さんとの面接がとても楽になりました。チーム医療や多職種連携への意識があると治療者側だけでなく患者さんも楽になるのではないかと思います。

〈作業療法士〉

よくも悪くも，作業療法士は，食の話題には直接触れずに関わることができるので，単純に楽しむ，息抜きをする，自信の獲得，他に関心を向ける，他者との関係の中で自身について振り返るきっかけ作りの場として，活動を活用していけるようなサポートができます。

まだ一般的な理解が進んでいない面も多く，患者さん自身だけでなく，家族の協力や支えも不可欠なので，病院での治療プログラムに加え，家族へのサポート・教育も重要なのだと感じています。

〈作業療法士〉

「この気持ちは，他の人にはわからない」と言われたこともありましたが，摂食障害に悩む人と一緒になって，治療していく人（悩んだり，ガイドしたり，歩んでいく人）が少しでも増えたらいいなと思います。

〈ダンスムーブメントセラピスト〉

あまり表出されないけれど，豊かな感情を抱えているようです。おそれずに受け止めていけるといいなぁ，と思っています。

ヨガもよいと思います。メンタルの問題がある患者さんへの援助のトレーニングを受けた人が対応して導入は丁寧にする必要がありますが，抵抗少なく安心してからだ（自己）と仲よく心地よく関わる体験になりそうです。形のある枠の中でゆっくり行えるのがいいのかもしれません。

（4）今後の課題

　今後の課題はたくさんあります。一番大きいのは，入院治療とその後の外来治療の連携です。今のところ，遠方からの紹介ケースなどもあり，入院治療とその後の治療について統一した連携システムはできていません。さまざまな心理的変化を実感し，特に無力感が改善した状態で退院するので，この時期にデイケア参加，アルバイト，無理のない形での復学など社会参加を勧めてサポートしていくことが大事だろうと思います。

　イギリスの摂食障害専門病院では，退院後に，地域の一般医や精神科チームのケアに戻るケースについては，退院時カンファレンスには，本人，家族，病院側スタッフだけではなく，退院先の医療機関の代表者が参加することもしばしばあります。海外で入院になるケースは，神経性やせ症のことが多いので，退院した途端にまた体重低下で再入院ということがないように手厚いケアをしているわけですが，神経性過食症においても，考え方としてはこの方法から学べることは多いと思います。イギリスの退院時ミーティングの最重要トピックは，その患者さんにとって，再発のサインは何か，それを誰が最初に気付くのか，気付いたらどうするのかということです。今後は，心理教育の場なども活用して，退院後の再発対応について話し合い，当院以外の医療機関に戻るケースについては，この内容を共有するなどの方法を強化する必要があるかもしれません。

COLUMN 2

過食症入院治療プログラムにおける，精神療法的な「仕掛け」

このプログラムの中心的精神科医の林公輔医師は，この本の執筆時 International School of Analytical Psychology Zurich に留学され，ユング心理学を勉強中でした。スイスの地でこのプログラムを振り返ってコメントを寄せていただきました。　　　（西園）

「入院プログラム」という言葉の響きには，どこか機械的な響きがあるように感じませんか？　こころを置き去りにして機械的に物事が進行していくようなニュアンスが，特に「プログラム」という言葉に含まれているように思います。

私たちの「プログラム」も，4週間という入院期間の制限があったり生活習慣の改善を目的の一つにしていたりどこか「機械的」だったり心理面への配慮を欠いているような印象を与えてしまうかもしれません。でもそうではなく，心理面への配慮がきちんとプログラムに含まれているということをこれから説明したいと思います。

自分（自我）のやり方を放棄する（諦める）必要性

実は，我々の入院プログラムには，精神療法と共通している部分があります。それは，「自分（自我）のやり方が通用しない」という点です。この点を上手に活かして，過食嘔吐などの症状改善だけでなく，患者さんたちの情緒に触れるきっかけを作りたいと思っています。

精神療法と入院プログラムの双方について，「自分のやり方を放棄する」という視点から述べたいと思います。

・精神療法の場合

例えば精神分析では，「自由連想法」という方法を用います。患者さんに，頭に浮かんだことをすべて，批判や選択することなく話してもらうのです。自分（自我）が話題を選ぶのではなく，頭に浮かんだことを言葉にするのですから，自我のコントロールを外れる部分が必ず出てくるはずです。そして，「自我のコントロールを外れる部分」は，無意識領域に存在している「何か」に関連しています。このような，自我の働きを弱め，無意識領域を

活発にするための仕掛けが，自由連想という方法であると言えます。ユング心理学であれば，主に患者さんの夢に焦点を当てます。夢は自分で選ぶことはできませんよね？　つまり，自分の意思を離れたもの（この場合も無意識と言えます）の働きを大切にしようとしているのです。

少し乱暴な言い方をすると，自我の力だけで物事を改善することは困難である，という考え方が，精神分析やユング心理学の治療モデルの前提にはあるように思います。

このように個人精神療法では，自我以外のものの動きや働きを大切にすることを通じて，症状の改善や，こころのあり方の改変を目指していくことになります。自分のこころの内側（無意識）の働きに注目することを通じて，自分の中にある多様性（こころの中にはいろいろな働きをする，自我の思いもよらないような部分がありますね。例えば感情です）に出会い，その存在を受け入れる過程で自我がより柔軟になるのです。その結果，これまでのやり方への囚われが弱まります。そして，このような自分のこころ（内側）にある多様性と出会い，それを受け入れるプロセスが，結果として現実（外側）の人間関係にも反映されるのです。

入院プログラムとの違いを明確にするために，このようなあり方を「内側から外側への作用」と，ここでは仮に名前をつけたいと思います。

・過食症入院治療プログラムの場合

私たちのプログラムはどうでしょうか。入院するということは，必然的に病棟ルールに従うことになります。食事の時間や消灯時間，入浴時間も決められていますから，これまでの生活スタイルは変更を余儀なくされます。「自分のやり方が通用しない」という点では，精神療法と共通していると言えます。

摂食障害の患者さんの多くは，自分のルールにがんじがらめになって身動きが取れなくなっている人たちです。過食嘔吐の時間や頻度など，事細かに決まっている人もいます。そのようなルールが，病棟では通用しません。それを手放すしかないのです。「自分のやり方が通用しない」ということは，がんじがらめになっている自分自身のルールや決まりからの解放でもあります。さらに，他の入院患者さんやスタッフとの交流を通じて，自分以外の視点や考え方といった多様性に出会うことになります。他者との情緒的交流が苦手な患者さんたちにとって，それも大きな変化の一つです。

このような外的な変化に身を任せることによって，つまり病棟ルールに従ったり他者と交流したりすることによって，今度は自らの内面へと視点が移っていきます。自分の感情の方へと意識が向いていくのです。それは，ワークブックへの記載が，徐々に過食嘔吐という具体的で現実的な問題から，情緒的な話題に変化していくことに現れているように思います。これを，精神療法の場合とは反対に，「外側から内側への作用」と名付けたいと思います。

・まとめ

個人精神療法も私たちの入院プログラムも，自分のやり方が通用しないことを通じて他者性（無意識や，現実生活における多様な人間関係など）に開かれていく，という点は共通しています。ただし，個人精神療法の場合は，自分の内側に向き合うことを通じて生じた変化が，徐々に外側，現実世界との交流に反映されていく（「内側から外側への作用」）のに対して，私たちのプログラムでは，はじめに病棟ルールや食生活のリズムといった外的な要素に焦点が当たり，その後，情緒的な問題など，内面のことが話題になっていく（「外側から内側への作用」）という違いがあるように思います。

以上説明してきたように，私たちの

プログラムは，患者さんのこころに出会うための「仕掛け」である，ということができます。そのような心理的な視点を抜きにしたプログラムの運用は，症状ばかりに焦点を当てることになり，患者さんのこころを置き去りにしてしまいます。こころの問題と現実的な問題（人間関係や症状）とは，同時に動くものなのです。

ただし，これまで述べてきたような，自分のやり方を諦めるという態度の獲得は大変に難しく，痛みを伴うことだと思います。過食嘔吐をやめればそれでよいということではありません。ですから私たちは，患者さんが痛みを伴うこころの作業に向き合うために必要な，その作業を支えるための環境作りにエネルギーを注がなくてはなりません。私たちの入院プログラムは，そのような環境を提供したいと考えています。
　　　　　　　　　　　　（文・林公輔）

ガイデッドセルフヘルプは，症状を「自分でコントロール」するための治療ですが，入院の環境に入って，「自己流」の部分を手放すことで，新たなコントロールの仕方を学んでいくという意味があることがわかります。
　　　　　　　　　　　　　　（西園）

2.　摂食障害に取り組む全国の　精神科の医療者の方々へのメッセージ

　群馬病院での治療を始めたとき，一つの病院でしかできないような特殊な治療，たとえて言えば，ある特定のレストランでしか出せない珍しい料理ではなく，どんな町の定食屋さんでも普通に出せる料理を目指すとよいのではないかと皆で話しながら，スタートしました。さまざまな病院での実情に合わせて実践していただくとして，「定番料理」としての共通要素は，

　①あまり入院期間が長くない，退院の目安が本人にわかる入院にすること

　②ワークブックなどを使って，本人がこれまでの自分の症状の成り立ちを理解し，どのように症状コントロールに取り組むか考えるのを助けること

　③多職種で連携して治療にあたること

　だろうと思います。

　①は，第1章でも詳しく述べた通りです。入院期間は，生活を規則的にすることが第一目的ならば2週間から可能ですが，②③も実施するには3週間は必要ではないかと思います。週に1度というような作業療法プログラムを体験するとすると，3〜4回は試してみて，そこから学ぶということが必要ではないかと思います。ただし，外来やデイケアで多職種の援助が受けられるような場合はまた状況が異なりますので，各病院の実情に合わせて判断していただければと思います。

　②は，「症状でいっぱいいっぱい」だった方には，少し心理面に目を向けることを促し，逆に心理的な理解には親和性があるが気持ちの問題に没頭しすぎて生活が乱れがちだった方には，健康的な生活リズムにも目を向けることを促すという意味があると思います。SECTION 1でも述べたように，神経性過食症に効果があるといわれている認知行動療法では，症状

の成り立ちについて「フォーミュレーション」という図を描いて理解します。患者さんによって図は異なり，治療者と一緒に図を描いていくわけですが，長期に症状が「癖」のように続いていると，どういうきっかけで症状が出るかを描こうとしても描けないことが少なくありません。事例のBさんが，3食食べても症状が出るわけだから「お腹が空くことだけではなく，もの寂しさによるものもある」と言っていたように，少し生活を変えてみて，入院前はどういう要因で症状が続いていたのかなどについてやっと理解するということもあると思います。「フォーミュレーション」の形にするのは難しくても，入院したことで，入院前の症状の出方について気付いたこと，退院したら改善できそうなことは共有しておくとよいでしょう。

　③については，多職種で治療にあたると，患者さんの全体像が見えてきます。極端なスプリッティングでなくても職種によって，印象が違うことはしばしばあります。多職種のミーティングを定期的に行うことによって，さまざまな情報が統合されてきますが，入院の4週間の間に，関わる職種がミーティングを行って，問題点を検討し，本人にフィードバックするというのは，外来ではなかなかできないことです。入院の時に，本人に，「チームで対応するのでチームミーティングをしている」「治療者が集まって話し合い，よいアイディアが出れば伝える」ことを伝えておくと治療関係がスムーズです。

　共通要素以外のバリエーションは，各医療機関で，得意分野を生かして実施していただければと思います。作業療法などにはさまざまな選択肢があるのではないかと思います。

　以下に，治療や相談の場によって，試せそうなことを挙げますので，試せそうなことから始めてみてください。

（1）精神科病院

　短期の摂食障害入院治療をぜひ試してみてください。各職種の役割は，病院によってさまざまだと思うので，ワークブックの指導役になるのは，臨床心理士や PSW でもよいと思います。

　日頃からあまり頻繁に多職種ミーティングを開かない施設では，ミーティングを定期的に開くことが，「摂食障害を特別扱いしている」という雰囲気を作ってしまうことがあります。患者さんや摂食障害の治療者が孤立してしまってはよい治療ができません。各病院の「文化」とあまり矛盾しない形で摂食障害ミーティングが実施できるのが理想です。それぞれの職種の中で摂食障害に高い専門性を持った人を育てるのが大切な反面，年度が替わったら新しい方にも摂食障害を担当していただくなど，摂食障害に対応できる人材が広がっていくような工夫をすると，摂食障害を診ることが「普通」のことになっていくと思います。

　一度に多くの過食症患者さんに対応できない場合は，「摂食障害用病床」は 2 床までとか 3 床までと決めていただくとよいと思います。海外にも，「摂食障害専門病棟はないが，摂食障害専門ベッドはある」という病院はあります。摂食障害ベッドであっても多くのことができますし，コンスタントに入院があれば治療技術が蓄積していきます。

（2）精神科クリニック

　薬物療法に加えて，生活の規則化や本人の症状モニタリングを勧めてみてください。本人の力ですぐ実行できればよいですが，なかなかできない場合は，精神科病院と連携を取り，本書のような短期入院も選択肢に入れてみてください。退院後は，入院した病院の外来に通う場合もあると思いますが，また入院前のクリニックに戻ってくる場合もあると思います。入

院治療とその後の外来治療の連続性については，前章の「今後の課題」でも述べた通りですが，理想は，退院後の生活の注意点を本人がよく理解して外来主治医と共有できることです。不明の点があれば，患者さんの同意を得て，入院主治医と外来主治医が直接話すのも一つの選択肢だと思います。

（3）保健所・保健センターなど

　統合失調症やアルコール使用などの疾患とは異なり，保健所・保健センターでの摂食障害の患者さんへの対応は，まだ統一されたものがない場合が多いと思います。実際には，併存する精神疾患に困ったり，受診先を迷ったり，就労などに困って精神保健相談に訪れる当事者や家族は増えています。また，最近は，育児相談などの場でも，「実は昔から過食が……」というケースも珍しくありません。乳児健診などで相談がある場合もありますし，離乳食など，育児の中の食が困難で，離乳食講習会などに参加する場合もあります。摂食障害の地域での援助はまだ未開発の領域ですが，将来的には地域での多職種援助が充実することが望まれます。今の段階でできることとしては，管内のいくつかの精神科や心療内科と連携をとり，家庭訪問を行って家での様子を医療機関と共有するなども可能かと思います。子育て中の患者さんなら，育児援助は保健所・保健センターで行うとか，保健所の栄養士さんとの面談を活用して，離乳食の相談に加えて，本人の家での食生活についてもアドバイスをするなどの方法も試せるかもしれません。心理教育に役立つ資料を渡すなどもよい方法だと思います。

入院用ワークブック

　ここでは，この本でここまでに紹介した，4週間の入院治療で使用する
症状モニターの記録用紙を示します。次からのページをコピーして患者さ
んに渡してください（2週目以降は1日目だけを示してあります）。

　治療の詳細については，本文を参照してください。ワークブックについ
ては，p.48とSECTION2の事例の部分が参考になると思います。

　p.126に掲載されている項目をp.127以降も記入していきますが，入院
中は仕事や家事はないので，起床，食事，作業療法等病棟の活動，就寝時
間などを書きます。自分で記録をするということが大事なことですが，A
さん，Bさんの事例に示したように，ワークブックはプライマリナースや
臨床心理士が見てコメントを書くとさらに役立ちます。コメントはその日
のページに直接書き込むのがよいでしょう。コメントを書く頻度や，書か
れた情報の共有法については，各病院の実情に合わせて工夫してください。

　『過食症の症状コントロールワークブック』（星和書店）も参考にしてく
ださい。

入院日　　　　　　　　　　　　　　　年　　月　　日

退院予定日　　　　　　　　　　　　年　　月　　日

入院の目標

入院について心配なこと

入院前の生活リズムを振り返ってみましょう
起床，朝食，昼食，夕食，学校（仕事），家事，休憩などを書き入れましょう。
過食嘔吐の症状が出る時間帯も書き込んでみて下さい。

典型的な一日（学校，仕事など活動的な日の例）

0 時　　　　　　　　　　　　　　　正午　　　　　　　　　　　　　　　0 時

典型的な一日（休日の例）

0 時　　　　　　　　　　　　　　　正午　　　　　　　　　　　　　　　0 時

生活リズムを保つために自分で工夫してうまく行っていたこと

生活リズムを保つために頑張ったけれどもうまく行かなかったこと

理想の生活（仕事，学校のある日）

0 時　　　　　　　　　　　　　　　正午　　　　　　　　　　　　　　　0 時

理想の生活（休日）

0 時　　　　　　　　　　　　　　　正午　　　　　　　　　　　　　　　0 時

126

入院第1週
入院1日目（　　月　　日）

0時　　　　　　　　　　　　　　正午　　　　　　　　　　　　0時

今日の感想

入院2日目（　　月　　日）

0時　　　　　　　　　　　　　　　　正午　　　　　　　　　　　　　　0時

病院食を試した感想

その他自由に感想

128

入院3日目（　　月　　日）

0時　　　　　　　　　　　正午　　　　　　　　　　0時

病院の生活リズムについての感想

その他自由に感想

入院 4 日目（　　月　　日）

0 時	正午	0 時

家での生活と違うのは主にどんなところ？

その他自由に感想

入院 5 日目（　　月　　日）

0 時　　　　　　　　　　　　　　　正午　　　　　　　　　　　　　　0 時

今日の出来事

感想

入院6日目（　　月　　日）

0時　　　　　　　　　　　　　　正午　　　　　　　　　　　　0時

今日の出来事

感想

入院 7 日目 （　　　月　　　日）

0 時　　　　　　　　　　　　　　　正午　　　　　　　　　　　　0 時

1 週間の入院生活で気付いたこと

2 週目に試したいこと

入院第 2 週
入院 8 日目（　　月　　日）

0 時　　　　　　　　　　　　　　　　正午　　　　　　　　　　　　　　0 時

今日の出来事

感想

入院 14 日目（　　月　　日）

0時	正午	0時

この１週間の入院生活で気付いたこと

家ではできなかったが，この２週間でできるようになったこと

３週目に試したいこと

入院第3週　　入院予定半分経過
入院15日目（　　月　　日）

0時　　　　　　　　　　　　　　　正午　　　　　　　　　　　　0時

今日の出来事

感想

入院第 4 週
入院 22 日目 （　　　月　　　日）

0 時　　　　　　　　　　　　　　　　　　正午　　　　　　　　　　　　　　　　0 時

今日の出来事

感想

退院時の記録

今回の入院治療はこれで完了です。お疲れさまでした！　最後に入院生活のまとめを
しておきましょう。

退院日　　　　月　　　日

入院前にはできなかったが，入院によってできるようになったこと

退院してから試したいこと

その他感想

> 付録：これまでの病歴や治療歴を書き出すシートです。治療者が患者さんからこれらを聞くため，あるいは患者さんが治療者に伝えるために活用してください。

1. あなたが今一番困っていて改善したいことはどんなことですか

2. 体重を強く気にし始めたのは何歳くらいでしたか　　　　　　　　　　＿＿＿＿歳

3. （ダイエット歴がある方の場合）
　　ダイエットを始めたのは何歳くらいでしたか　　　　　　　　　　　＿＿＿＿歳

4. 今の身長になってから，
　　これまでの最低体重はどれくらいですか　　　　　　　＿＿＿＿kg（＿＿＿＿歳頃）

5. 過食の症状が始まってから大体何ヵ月になりますか　　　　　　　　＿＿＿＿ヵ月

6. （嘔吐・下剤使用がある方の場合）
　　これらが始まってから大体何ヵ月になりますか　　　　　　　　　＿＿＿＿ヵ月

7. （女性の場合）生理は順調ですか
　　（当てはまるところに印をつけ空欄に記入してください。）
　　　　　　□不規則　　　□３ヵ月以上止まっている　　　□ほぼ月１回ある

8. あなたは，定期的に次のようなスポーツをしていますか
　　（複数当てはまる方は全部書いてください）
□体操，バレエ，ダンス，スケートなど体型が話題になりやすいスポーツをしている
　　（具体的に　　　　　　　　　　　　　　　　　　　　　　　　　　　　　　）
□柔道など体重が問題となるスポーツをしている
　　（具体的に　　　　　　　　　　　　　　　　　　　　　　　　　　　　　　）

□マラソン，水泳など個人の記録が話題となりやすいスポーツをしている
　（具体的に　　　　　　　　　　　　　　　　　　　　　　　　　　　）
□その他のスポーツをしている
　（具体的に　　　　　　　　　　　　　　　　　　　　　　　　　　　）
□スポーツは，定期的にはしていないあ

9．体重や体型はあなたの気持ちや自信に影響を与えますか
□あまり影響を受けない
□期待通りでないといやな気分になるが，とらわれるほどではない
□かなり影響を受けてとらわれてしまう

10．摂食障害について，これまで次のような人に相談しましたか。相談してみてどう
でしたか。（例：母に相談したが症状が理解できないようであまり助けにならなかっ
た，同性の友人に相談したら本を勧められて役に立った，内科に行ったが検査に異常
はなく気の持ちようだと言われただけで役に立たなかったなど。複数当てはまる方は
全部書いてください。）
□家族（誰にどう相談しましたか
　　　　　　　　　　　　　　　　　　　　　　　　　　　　　　　　　）
　その相談は　□役に立った　　□どちらともいえない　□役に立たなかった
□友人（どんなことを相談しましたか
　　　　　　　　　　　　　　　　　　　　　　　　　　　　　　　　　）
　その相談は　□役に立った　　□どちらともいえない　□役に立たなかった
□医療機関（何科にどんなことを相談しましたか
　　　　　　　　　　　　　　　　　　　　　　　　　　　　　　　　　）
　その相談は　□役に立った　　□どちらともいえない　□役に立たなかった
□その他相談（どこ・誰にどんなことを相談しましたか
　　　　　　　　　　　　　　　　　　　　　　　　　　　　　　　　　）
　その相談は　□役に立った　　□どちらともいえない　□役に立たなかった

●監修・執筆

西園マーハ文（白梅学園大学教授）　Section 1，Section 2［1．(1)(7)／2．(1)(7)］，
Section 3，Section 4

・特定医療法人群馬会群馬病院摂食障害治療チーム・執筆担当

精神科医師　　　林　公輔　Section 2［1．(2)］，Section 3 コラム

　　　　　　　　金井希斗　Section 2［2．(2)］

　　　　　　　　重田理佐

看護師　　　　　小野敦子　Section 2［1．(3)★／2．(3)］

　　　　　　　　金子真央　Section 2［1．(3)／2．(3)］

　　　　　　　　宮川英治　Section 2［1．(3)／2．(3)★］（★主著者）

精神保健福祉士　柳田真希　Section 2［1．(5)／2．(5)］

　　　　　　　　小板橋弥佳

　　　　　　　　瀧澤有加

臨床心理士　　　星野　大

作業療法士　　　石川見佳　Section 2［1．(4)／2．(4)］

　　　　　　　　蛭間美和　Section 2［2．(4)］

ダンスムーブメントセラピスト　神宮京子　Section 2［1．(4)／2．(4)］

アートセラピスト　　　　　　　斉藤佐智子　Section 2［2．(4)］

管理栄養士　　　小林佑貴乃　Section 2［1．(6)／2．(6)］

　　　　　　　　東野百合子

※ Section 3「各職種の声」では、上記以外の方のご意見もいただいています。

・データ解析　　　河上純子（お茶の水女子大学大学院　人間文化創成科学研究科）

●編者紹介

西園マーハ文（にしぞの　まーは　あや）

福岡市出身。1985 年，九州大学医学部卒業。その後，慶應義
塾大学精神神経科で研修，同大学大学院修了。1986 年，英国
エジンバラ大学卒後研修コースに在籍し，Cullen Centre（認
知行動療法センター）で，摂食障害治療の取り組みに感銘を
受ける。慶應義塾大学精神神経科助手，1998 年より東京都精
神医学総合研究所勤務を経て，2013 年より白梅学園大学教授。
地域の産後メンタルヘルスに従事するなかで未治療の摂食障害
女性が多いことを知り，広いライフサイクルを視野に入れた治
療・研究に取り組んでいる。日本社会精神医学会理事，日本摂
食障害学会理事，日本摂食障害協会理事。

過食症短期入院治療プログラム
―精神科のスキルを生かして摂食障害治療に取り組もう―

2017 年 5 月 26 日　初版第 1 刷発行

編　　者　西 園 マ ー ハ 文
著　　者　特定医療法人群馬会
　　　　　群馬病院摂食障害治療チーム
発 行 者　石 澤 雄 司
発 行 所　株式会社星 和 書 店
　　　　　〒 168-0074　東京都杉並区上高井戸 1-2-5
　　　　　電話　03（3329）0031（営業部）／03（3329）0033（編集部）
　　　　　FAX　03（5374）7186
　　　　　URL　http://www.seiwa-pb.co.jp
印　　刷　株式会社光邦
製　　本　株式会社越後堂製本

ⓒ 2017　星和書店　　　　Printed in Japan　　　ISBN978-4-7911-0956-2

摂食障害：見る読むクリニック

DVDとテキストでまなぶ

[著] 鈴木眞理、西園マーハ文、小原千郷
A5判　152頁（DVD付き）　本体価格 1,900円

患者さんや家族が摂食障害の治療過程や役立つ対処法を学ぶことができる最適の書。本は図やイラストが豊富でわかりやすい。DVDには診察場面や解説、Q&Aについてのディスカッションを収録。

摂食障害の謎を解き明かす
素敵な物語

乱れた食行動を克服するために

[著] アニータ・ジョンストン
[訳] 井口萌娜
〈推薦の言葉〉西園マーハ文
四六判　356頁　本体価格 1,800円

物語には秘められた力があり、摂食障害を克服する示唆を与えてくれる。食や体型への執着から解放され、内なる自己の叡智に出会い、本当の自分自身を取り戻したいと願うすべて女性たちのために。

発行：星和書店　http://www.seiwa-pb.co.jp　価格は本体（税別）です

私はこうして
摂食障害(拒食・過食)から回復した

摂食障害エドと別れる日

［著］ジェニー・シェーファー、トム・ルートレッジ
［訳］安田真佐枝
四六判　400頁　本体価格 1,700円

自分の中の摂食障害を「エド」と名づけ、本来の健康な自分と区別していくことで、摂食障害との別れを成し遂げた著者ジェニーの体験談。回復に向けての明るく実践的なアドバイスに満ちている。

摂食障害から回復するための
８つの秘訣

―回復者としての個人的な体験と
摂食障害治療専門家として学んだ効果的な方法―

［著］キャロリン・コスティン、グエン・シューベルト・グラブ
［訳］安田真佐枝
A5判　368頁　本体価格 2,500 円

実際に摂食障害に苦しみ，そこから回復し、心理療法家となったコスティンとグラブの2人により執筆。当事者と専門家としての両方の視点から、回復への道筋をたどる秘訣を分かりやすく紹介する。

発行：星和書店　http://www.seiwa-pb.co.jp　価格は本体(税別)です

食も心もマインドフルに

食べ物との素敵な関係を楽しむために

[著] S.アルバース
[訳] 上原徹、佐藤美奈子
四六判　288頁　本体価格 1,800円

今や体重への執着や偏った食行動が、多くの人々に健康上深刻な結果を
もたらしてる。本書は、食事をコントロールするための貴重な技能を与
えてくれる。「マインドフルな食」を通し、人間らしく豊かに生きるた
めの指南書である。

- -

「食」にとらわれたプリンセス

摂食障害をめぐる物語

[著] 上原徹
四六判　176頁　本体価格 1,600円

「食」にとらわれたプリンセス「現代を語る病」といわれる摂食障害。
著名人の例、病の歴史・文化背景のほか、病気の解説、栄養学の知識、
グループワークなど治療に役立つ情報が満載。

発行：星和書店　http://www.seiwa-pb.co.jp　価格は本体（税別）です

精神科臨床サービス 第15巻3号

明日からできる摂食障害の診療 I

摂食障害診療の基本を身につけ、実践への足がかりへ——。なかなか良くならない、問題行動が多い、診療に時間がかかるなど、苦手意識を抱きがちな摂食障害。本特集ではその望ましい支援のあり方について、臨床現場のエキスパートが具体的にわかりやすく解説する。摂食障害の歴史や病理、症状から説き起こし、DSM-5における摂食障害の位置づけ、各種治療ガイドラインの紹介と本邦への適用、最新の脳科学の知見や治療法など、多角的に摂食障害の実像に迫る。また、海外の先進的な摂食障害診療現場や、国内バイオニアによるリハビリや栄養指導実践例などについても紹介。摂食障害で苦しむ人たちの支援に明日から活用できる情報が満載。

精神科臨床サービス 第15巻4号

明日からできる摂食障害の診療 II

臨床ですぐに役立つ摂食障害診療の実践編——。摂食障害診療の基本を押さえた前号に引き続き、今号ではさまざまな場における摂食障害の支援の実際を、各分野のエキスパートが具体的に解説する。一般精神科外来、一般精神科病棟、専門病棟での実際の診療、一般救急や内科に入院してきた場合の精神科医の関わり、そして看護職、心理職、教育職の関わり、栄養サポートチームの関わりについて詳説。また、最近問題になってきている中高年での発症例や、男性の摂食障害についても学ぶ。さらには、臨床現場で頻繁に遭遇する"困った事態"への対応も詳しくみていく。難しい摂食障害患者の支援に悩む人たちが、明日から活用できる手立てを一挙掲載。

B5判　季刊　2,200円

発行：星和書店　http://www.seiwa-pb.co.jp　価格は本体（税別）です